H. Hansen   F. Stelzner

Proktologie

Zweite, überarbeitete Auflage

Mit 60 Abbildungen

W0232381

Springer-Verlag
Berlin Heidelberg New York
London Paris Tokyo

Prof. Dr. Henning Hansen
Prof. Dr. Dr. h.c. Friedrich Stelzner

Chirurgische Universitätsklinik und Poliklinik
Sigmund-Freud-Straße 25, 5300 Bonn 1

Folgende Abbildungen dieses Kliniktaschenbuches wurden
entnommen aus:
F. Stelzner, Die anorektalen Fisteln. Springer, Berlin Heidelberg New York
1. Auflage 1958: Abb. 7, 49a, b
2. Auflage 1976: Abb. 6, 10, 11, 30, 33, 36

ISBN 3-540-17507-5 Springer-Verlag Berlin Heidelberg New York
ISBN 0-387-17507-5 Springer-Verlag New York Berlin Heidelberg

ISBN 3-540-10532-8 1. Auflage Springer-Verlag Berlin Heidelberg New York
ISBN 0-387-10532-8 1st edition Springer-Verlag New York Heidelberg Berlin

Cip-Kurztitelaufnahme der Deutschen Bibliothek. Hansen, Henning: Proktologie/H. Hansen; F. Stelz-
ner. – 2., überarb. Aufl. – Berlin; Heidelberg; New York; London; Paris; Tokyo: Springer, 1987.
(Kliniktaschenbücher)
ISBN 3-540-17507-5 (Berlin ...)
ISBN 0-387-17507-5 (New York ...)
NE: Stelzner, Friedrich

Gesamtherstellung: Appl, Wemding. 2121/3140-543210

Vorwort zur zweiten Auflage

Neue Erkenntnisse bestimmten eine Neufassung mancher Abschnitte dieses, mit einer guten Kritik aufgenommenen Buches. Der begrenzte Umfang der Ausführungen muß manchmal nur als Hinweis verstanden werden, die angesprochenen Probleme anhand des sehr umfangreichen Schrifttums selbst zu vertiefen. Bisweilen haben wichtige Erkenntnisse noch nicht zu verbindlichen Ergebnissen geführt. Wir nennen nur die ambulante Druckmessung der Sphinkteren mit einem gewöhnlichen Blutdruckmeßgerät. Da wir uns nicht vorstellen können, in Zukunft auf diese Untersuchungsmethode bei der Inkontinenz verzichten zu dürfen, sei sie, obwohl noch in der Entwicklung, erwähnt und empfohlen. In einem Abschnitt bestimmt der Wandel der Krankheit eine veränderte, vertiefte Darstellung: bei der Enteritis regionalis granulomatosa. Die im neuesten Schrifttum immer wieder auftauchende Empfehlung den sphinkterdurchbohrenden Hauptgang bei einer anorectalen Fistel zu vernähen, konnten wir so ohne weiteres nicht folgen. Unsere therapeutischen Empfehlungen gründen sich auf einer umfangreichen Praxis. Die immer besseren Erfolge der Therapie sind auch hier die Frucht des Fortschritts auf dem Gebiet der Allgemeinchirurgie.
Dieses Buch ist von Chirurgen geschrieben und soll einmal mehr die Feststellung untermauern, auch die sogenannte Proktologie kann im ganzen Umfang, mit allen erwarteten und unerwarteten Zwischenfällen nur von einem Chirurgen gemeistert und verantwortet werden.

Bonn, März 1987   F. Stelzner
                                                        H. Hansen

Vorwort zur ersten Auflage

Der Fortschritt der heutigen Medizin und Chirurgie ist in der Bescheidung auf ein Sondergebiet gekennzeichnet. So soll auch dieses Buch von unseren jahrelangen Erfahrungen und Untersuchungsergebnissen berichten. Die tägliche Arbeit und damit die Hilfe für den Kranken war das Leitmotiv.
Wir hoffen, daß unser Bestreben verstanden wird.

Bonn, März 1981

F. Stelzner
H. Hansen

Inhaltsverzeichnis

1 Anatomie und funktionelle Morphologie des anorektalen Kontinenzorgans

Die Kenntnis der anatomischen Strukturen und deren funktionell-morphologischen Verbindungen stellt in der Anorektalregion eine wichtige Grundlage für das Verständnis der Pathogenese und Therapie proktologischer Erkrankungen dar. Herkömmliche Vorstellungen über die anorektalen Abschlußelemente und das Zustandekommen der Kontinenz konnten durch neuere Untersuchungen widerlegt werden. Hauptsächlich klinische Beobachtungen haben morphologische Studien angeregt, die zur Klärung des komplizierten Abschlußmechanismus des Darmendes beitrugen. Der Verschluß des Anorektums ist demnach eine Organleistung. Durch die enge Verflechtung unterschiedlicher anatomischer Strukturen können die jeweiligen Organfunktionen synchron ablaufen. Neben der im Vordergrund stehenden Kontinenzleistung erlaubt dieses Organ eine Unterscheidung über die Zustandsform des Darminhalts (fest, flüssig, gasförmig) und ermöglicht unter entsprechender Voraussetzung die willentliche Stuhlentleerung.

Eine partielle Einbuße eines Funktionselements des Kontinenzorgans kann in eingeschränktem Maße kompensiert werden. Der vollständige Verlust einer der vielen Abschlußstrukturen bedeutet gewöhnlich eine irreparable Inkontinenz. Einen derart folgenschweren Schaden kann das Wissen um die Morphologie des Verschlußapparats verhüten.

Folgende Strukturen sind maßgeblich am Aufbau des Kontinenzorgans beteiligt (Abb. 1):

1. das Rektum,
2. die Levatormuskeln,
3. der M. sphincter ani internus,

4. die Mm. sphincteres ani externes,
5. das Corpus cavernosum recti und der M. canalis ani,
6. der Anus mit der sensiblen Analkanalhaut,
7. das Nervensystem.

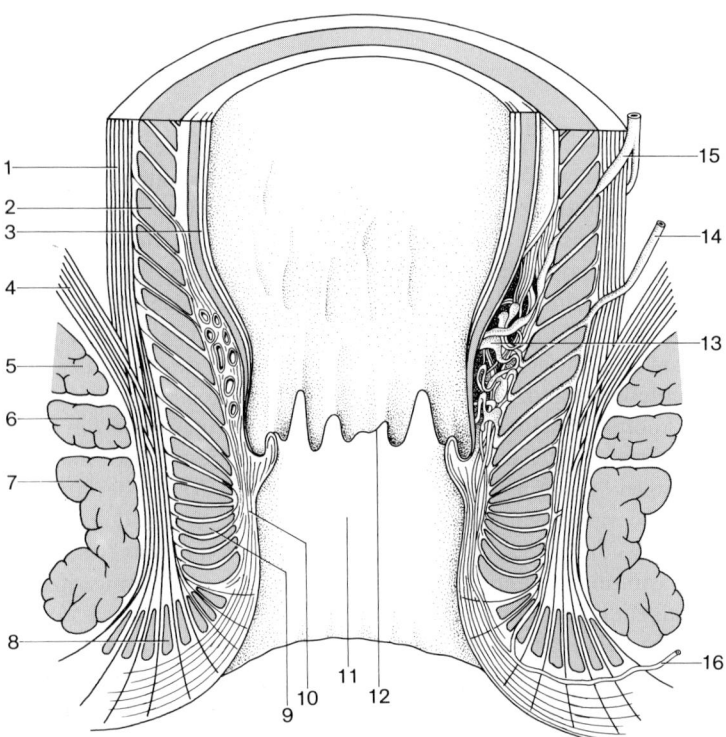

Abb. 1. Schematische Darstellung des anorektalen Kontinenzorgans (Frontalschnitt). *1* Längsmuskulatur des Rektums, *2* Ringmuskulatur des Rektums, *3* Muscularis mucosae, *4* M. pubococcygeus, *5* M. puborectalis, *6* M. sphincter ani externus profundus, *7* M. sphincter ani externus superficialis, *8* M. sphincter ani externus subcutaneus, *9* M. sphincter ani internus, *10* M. canalis ani, *11* Analkanalhaut, *12* Kryptenlinie, *13* Corpus cavernosum recti, *14* Gefäßabfluß zur Vena rectalis media, *15* Gefäßabfluß zur Vena rectalis superior, *16* Gefäßabfluß zur Vena rectalis inferior

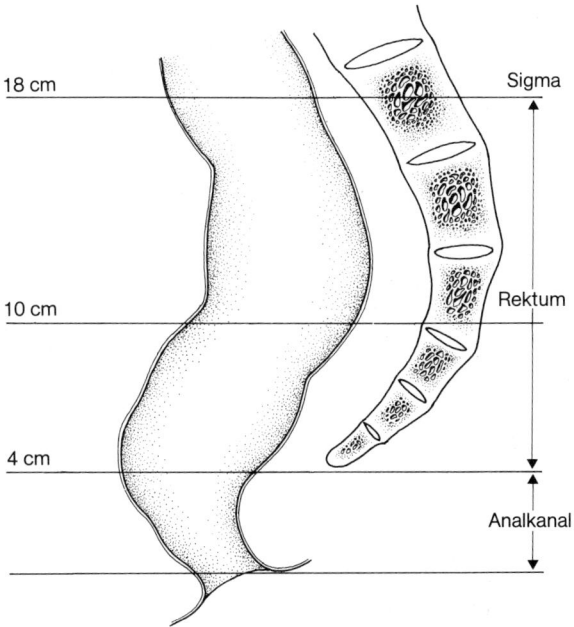

18 cm	Sigma
10 cm	Rektum
4 cm	
	Analkanal

Abb. 2. Verlauf und Lage des Rektums im kleinen Becken

Rektum

Ohne deutliche, sichtbare äußere oder innere Grenze beginnt in 15–18 cm Höhe das Rektum (Abb. 2). Anders als bei den Säugetieren hat das Rektum beim Menschen eine stark gekrümmte, nach hinten konvexe Form. Durch bindegewebige Verankerung liegt das Rektum im kleinen Becken dicht der konkaven Innenfläche des Kreuzbeins an. Der kraniale Abschnitt des Rektums liegt intra- und retroperitoneal; es wird Rectum mobile oder Colon pelvinum genannt. Der kaudale Abschnitt des Rektums liegt extraperitoneal; man bezeichnet es als Rectum fixum. Dieser untere Abschnitt ist stark erweiterungsfähig. Hier wird der Darminhalt vor der Entleerung gesammelt. Man nennt diesen Bereich daher auch Rektumampulle.

3

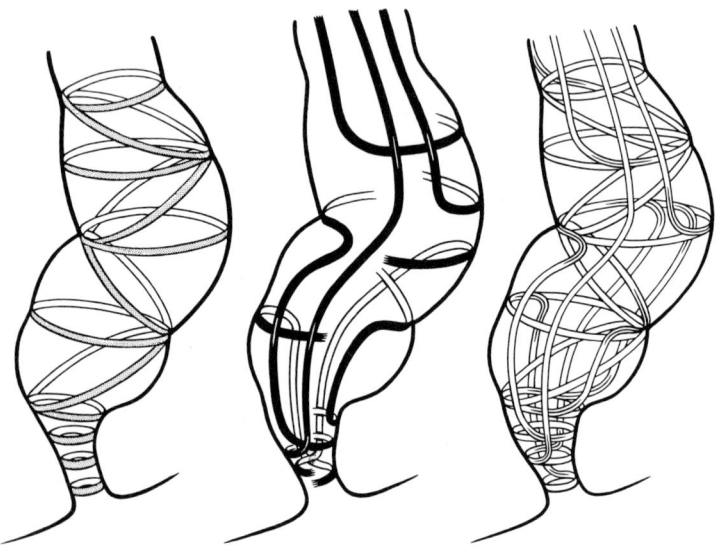

Abb.3 *(links).* Anordnung der Ringmuskulatur im Enddarm

Abb.4 *(Mitte).* Schematische Darstellung der Faserübergänge in der Muscularis propria des Rektums

Abb.5 *(rechts).* Faserarchitektur der Rektummuskulatur

Anatomisch wird das obere Drittel des Analkanals als Pars analis recti ebenfalls noch dem Rektum zugeordnet, da die Rektumschleimhaut bis zur Linea sinuosa (Kryptenlinie) reicht (Abb.1). Funktionell endet jedoch das Rektum in Höhe der Linea anorectalis, einer virtuellen Ebene, die durch den Zug des M. puborectalis aufgeworfen wird (s. S.7, 8).

Morphologisch unterscheidet sich das Rektum vom Kolon durch das Fehlen der Plicae semicirculares, der Haustren und der Tänien. Im Bereich des Rektums verschmelzen die Tänien zu einem kontinuierlichen Muskelmantel; die Plicae semicirculares und die Haustren verstreichen. Am Übergang zwischen Colon pelvinum und Rektumampulle springen 3 prominente, transversal gestellte Falten konstant in das Darmlumen vor. Die mittlere der drei liegt rechts lateral und

4

ist am kräftigsten ausgebildet. Sie wird als Kohlrausch-Falte bezeichnet. Die beiden schwächeren Querfalten liegen links seitlich oberhalb und unterhalb der Kohlrausch-Falte. Diese Plicae werden vorwiegend durch Faltung der Ringmuskelschicht aufgeworfen (Abb. 3). Alle 3 Falten stehen spiralig durch Ringfasern miteinander in Verbindung. Daneben ziehen noch zahlreiche Fasern aus der inneren Ringschicht in die äußere Längsschicht nach kaudal. Im Bereich der Rektumampulle verlaufen sämtliche Faserübergänge der Muskulatur von innen oben nach außen unten (Abb. 4 u. 5). Die Muskelarchitektur ist in diesem Darmabschnitt polar analwärts gerichtet (Hansen 1979 b).

Der Transport des Darminhalts wird unter anderem durch die Struktur der Darmwand bestimmt. So kann man einen polaren und apolaren Wandaufbau unterscheiden (Goerttler 1932). Von einer polaren Wandstruktur spricht man, wenn alle Fasern in einer Richtung (z. B. von innen oben nach außen unten) verlaufen. Dies war bislang im Magen-Darm-Trakt für den Dünndarm nachgewiesen. Der Dickdarm dagegen hat eine apolare Wandstruktur. Hier verlaufen die Fasern auch in entgegengesetzter Richtung. Ein ähnlicher, apolarer Faserverlauf wurde auch an der Speiseröhre nachgewiesen (Stelzner u. Lierse 1968). Apolare Darmabschnitte können den Darminhalt sowohl in aboraler als auch in oraler Richtung bewegen (Antiperistaltik). Dagegen wird in polaren Darmabschnitten der Darminhalt entsprechend dem Faserverlauf nur in einer Richtung fortbewegt. Für den Dünndarm und die Rektumampulle bedeutet das einen von oral nach aboral (anal) gerichteten Transport des Darminhalts (weitere funktionelle Erläuterungen s. Kap. 2).

Während der beschriebene Faserverlauf im Bereich der Rektumampulle in erster Linie für die Entleerungsfunktion von Bedeutung ist, stellt die Speicherfähigkeit dieses Darmabschnitts einen Beitrag zur Kontinenzfunktion dar. Es ist als ein Rezeptakulum für Darminhalt zu betrachten. Mit zunehmender Dehnung der Rektumwand stellt sich eine reflektorische Kontraktion der äußeren Sphinkteren und gleichzeitig eine Relaxation des inneren Schließmuskels ein. Diese Muskelreaktionen sollen über bislang nicht eindeutig identifizierte intra- oder extramurale Dehnungsrezeptoren ausgelöst werden.

Eine Rektumresektion bedeutet in jedem Fall eine – je nach Ausmaß oft nur vorübergehende – Beeinträchtigung sowohl der Kontinenz

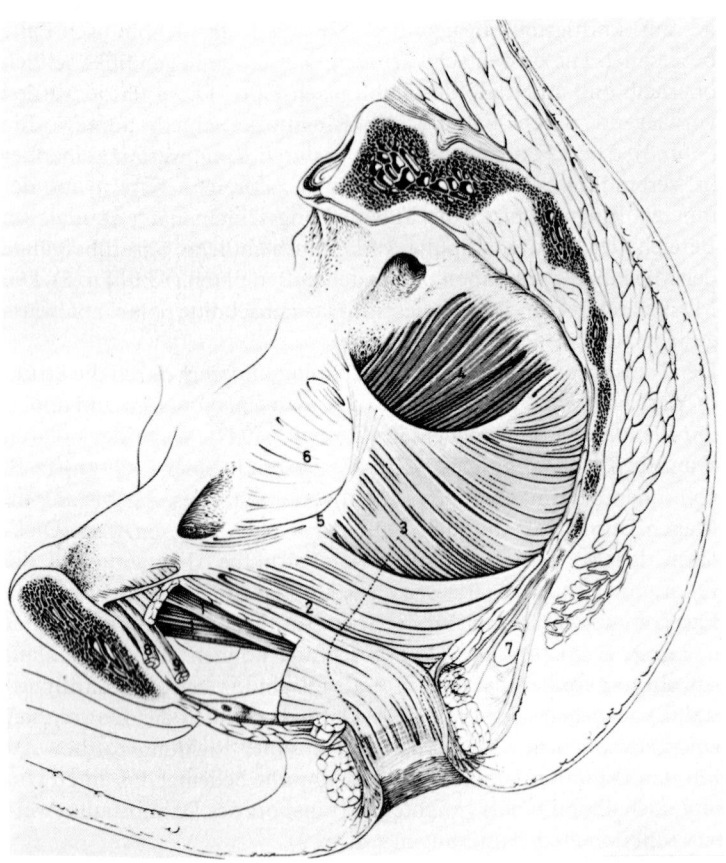

Abb. 6. M. levator ani. *1* M. puborectalis, *2* M. pubococcygeus (vorderer Teil
M. puboanalis), *3* M. iliococcygeus, *4* M. coccygeus, *5* Linea alba, *6* Faszie des
M. levator ani auf der Fascia obturatoria liegend, *7* Lücke zwischen rechter
und linker Ischiorektalgrube, *8* M. pubourethralis, *9* M. puboperineus

als auch der Defäkationsfunktion des anorektalen Kontinenzorgans.

Auch bei sehr tiefliegenden Anastomosen stellt sich nach einigen
Monaten durch Adaption eine Normalisierung der Organfunktionen ein.

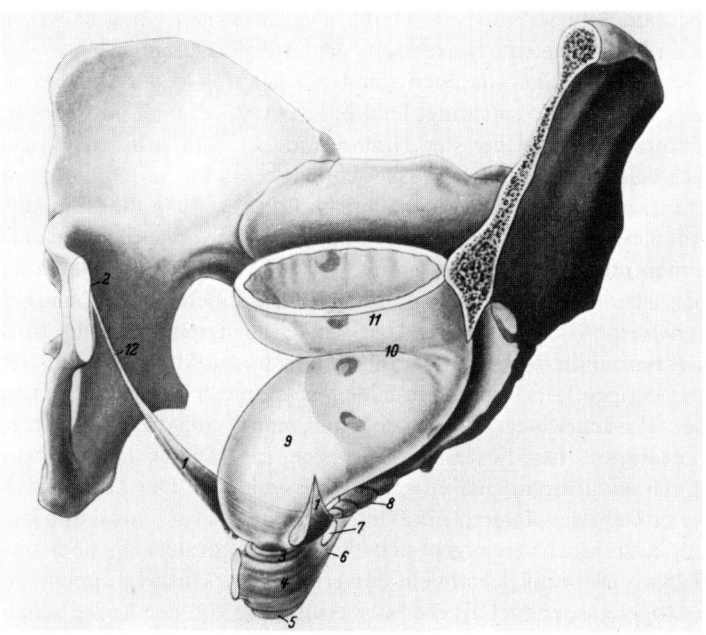

Abb. 7. M. puborectalis. *1* M. puborectalis, *2* Ansatz an Linea innominata, *3* M. sphincter ani profundus, *4* M. sphincter ani externus superficialis, *5* M. sphincter ani externus subcutaneus, *6* Ligamentum anococcygeum, *7* regelmäßige Lücke, *8* Steißbein, *9* Rectum fixum, *10* Kohlrausch-Falte (Grenze des Rectum fixum, das bis dort mit dem Kreuzbein fest verbunden ist), *11* Rectum mobile, *12* aponeurotischer Teil des M. puborectalis oberhalb des Arcus tendineus der Fascia obturatoria

Levatormuskeln

Beim Menschen können wir 4 Anteile des M. levator ani unterscheiden (Abb. 6 u. 7):

a) M. puborectalis,   c) M. iliococcygeus,
b) M. pubococcygeus,   d) M. ischiococcygeus.

Diese Muskelgruppe bildet zusammen mit dem Diaphragma urogenitale den Beckenbodenabschluß. Die Levatormuskeln sind rudimentäre Schwanzmuskeln. Durch den aufrechten Gang haben sie beim Menschen eine funktionelle Änderung erfahren.

Für die Kontinenz von überragender Bedeutung ist der M. puborectalis (Abb. 7). Er entspringt beidseits vom Schambein und von der Obturatorfaszie. Über der Hinterwand des Enddarms vereinigen sich beide Züge zu einer Muskelschlinge.

Durch seinen nach ventral gerichteten Zug bewirkt er die anorektale Abknickung. Der Analkanal erhält damit einen von vorne oben nach hinten unten gerichteten Verlauf. An der Hinterwand des Analkanals ist er dicht mit dem profunden Teil des äußeren Schließmuskels verwoben. Von diesem ist er nur schwer abzugrenzen. Glatte Muskelfaserbündel aus dem Rektum strahlen in den M. puborectalis ein. Die übrigen Levatormuskeln bilden einen in das Becken eingelassenen Muskeltrichter. Dabei bleibt nach ventral eine dreieckige Lücke (Levatortor) für die Urogenitalorgane frei. Dieser Bereich wird durch das Diaphragma urogenitale verschlossen. Der Levatortrichter umhüllt den unteren Abschnitt des Rektums von dorsal und lateral. Kokzygeal vereinigen sich diese 3 Levatormuskeln über eine Raphe. Die vom Schambein entspringenden Muskelgruppen sind kräftiger ausgebildet als die Muskelzüge, die von der Beckenschaufel und vom Sitzbein kommen. Ein Teil der Muskelfasern des M. pubococcygeus vereinigen sich in Höhe des Analkanals mit der glatten äußeren Längsmuskelschicht des Rektums und ziehen zur perianalen Haut. Sie werden auch als M. corrugator ani oder M. puboanalis bezeichnet.

Oberhalb des Ligamentum anococcygeum befindet sich ein glatter paariger Muskel, der M. rectococcygeus (Abb. 8 u. 12). Er entspringt an der Innenseite des Steißbeins und zieht zur Hinterwand des unteren Mastdarms. Es handelt sich dabei um das rudimentäre „Afterschweifband", das bei Tieren stark entwickelt ist. Beim Menschen verankert er den anorektalen Übergang am Steißbein.

M. sphincter ani internus

Im Bereich des Analkanals verdickt sich die glatte Ringmuskulatur durch einstrahlende Längsfaserbündel. Dieser Abschnitt wird als M. sphincter ani internus hervorgehoben. Außer bei der Defäkation

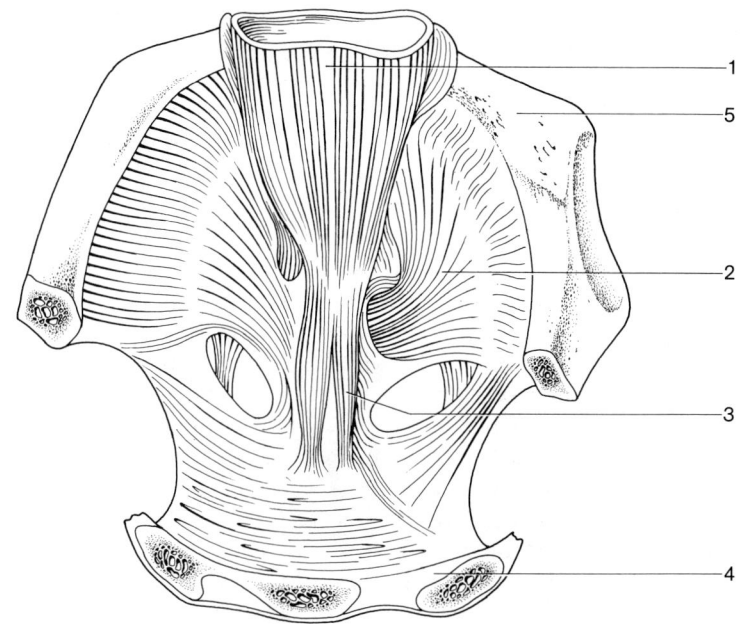

Abb. 8. Beckenansicht des anorektalen Übergangs. Das Rektum *(1)* ist nach vorne geklappt. Am anorektalen Übergang zieht der M. rectococcygeus *(3)* zur Hinterwand des Mastdarms *(2* M. pubococcygeus und M. iliococcygeus, *4* Kreuzbein, *5* Schambein)

ist dieser Muskel dauernd kontrahiert. Dies beruht auf der anatomischen Eigenheit, daß im Bereich des M. sphincter ani internus natürlicherweise die intramuralen Ganglienzellen fehlen (Stelzner et al. 1966) (Abb. 9). Aufgrund dieser physiologischen Aganglionose entsteht der Dauertonus. Die im Darm normalerweise vorhandenen intramuralen Ganglienzellen steuern, als Integrationsapparate, die koordinierte Peristaltik. Im Analkanal treffen jedoch alle ankommenden Reize direkt die glatten Muskelzellen des aganglionären Ringmuskels. Es resultiert eine Dauerkontraktion. Die glatte Muskulatur ist infolge ihrer besonderen Enzymausstattung (aerober Stoffwechsel) zu dieser Leistung ohne großen Energieaufwand in der Lage. Der Analkanal wird somit die meiste Zeit durch den M. sphincter ani internus verschlossen. Er steht damit im Mittel-

9

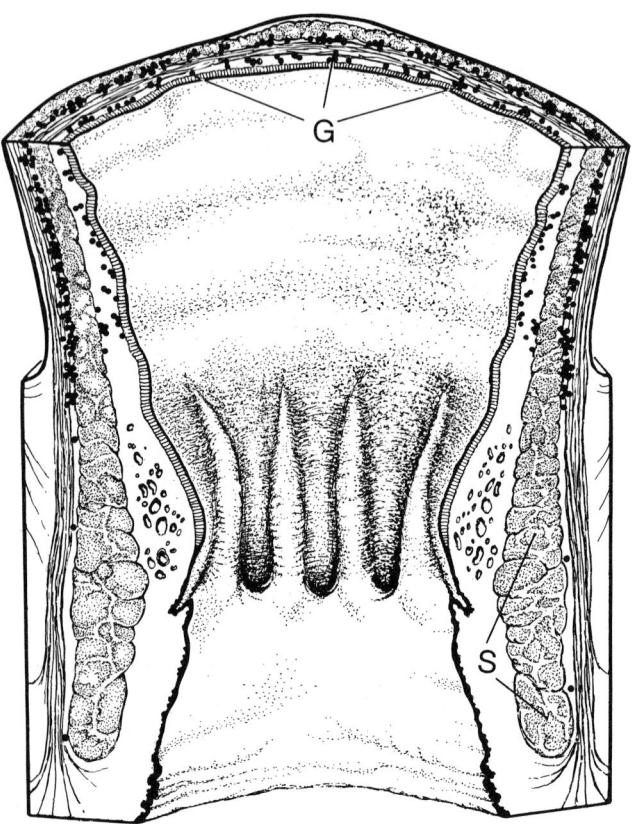

Abb. 9. Im Bereich des M. sphincter ani internus *(S)* fehlen die intramuralen Ganglienzellen *(G)*

punkt des anorektalen Kontinenzorgans. Dieser für die Kontinenz wichtige Schließmuskel ist von der Natur reichlich angelegt. Durch die Verwebung mit dem M. canalis ani werden alle Muskelfasern des Sphincter internus zur Kryptenlinie ausgerichtet (s. S. 15). Es entsteht eine fächerförmige Septierung des inneren Schließmuskels. Wie auch durch manometrische Untersuchungen nachgewiesen werden konnte, konzentriert damit das Kontinenzorgan seine größte Abschlußkraft auf einer Ebene in Höhe der Kryptenzone.

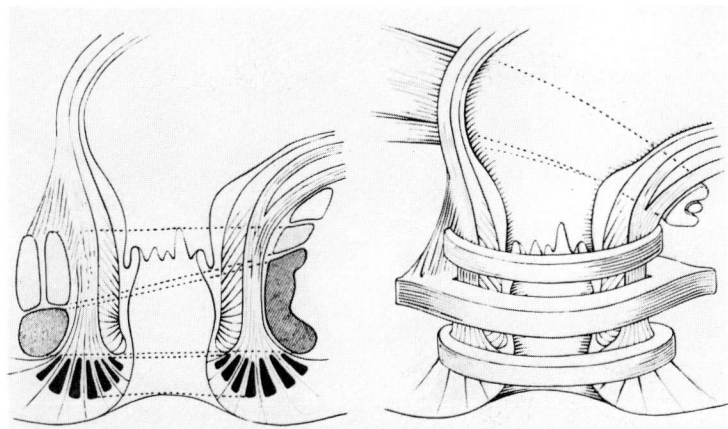

Abb. 10. Schema des äußeren Schließmuskelrings beim Mann. Alle drei äußeren Sphinkterportionen bilden zusammen einen gleich hohen Muskelzylinder

M. sphincter ani externus

Morphologisch kann ein subkutaner, ein superfizieller und ein profunder Sphinkteranteil unterschieden werden (Abb. 1). Alle bestehen aus quergestreifter Muskulatur. Sie werden überwiegend willkürlich kontrahiert. Eine aktive Kontraktion ist jedoch nur kurzfristig möglich, maximal etwa 60 s. Diese kurzfristige Kontraktion reicht jedoch aus, eine peristaltische Welle abzufangen, z. B. bei der sog. Massenbewegung des Kolons. Darin besteht das Mitwirken des äußeren Schließmuskels an der anorektalen Kontinenz.

Der subkutane M. sphincter ani externus liegt dicht unter der Haut und ist als elastischer Ring gut vom M. sphincter ani internus mit dem Finger zu unterscheiden (Abb. 10). Er wird durch die Längsfaserbündel (M. corrugator ani) in mehrere Muskelsepten geschichtet. Die Kontraktion des Externusringmuskels und der Längsmuskulatur faltet die perianale Haut radiär und verschließt tamponierend die äußere Analöffnung.

Kranial des subkutanen äußeren Schließmuskels befindet sich der kräftige superfizielle M. sphincter ani externus (Abb. 10). Ventral ist

11

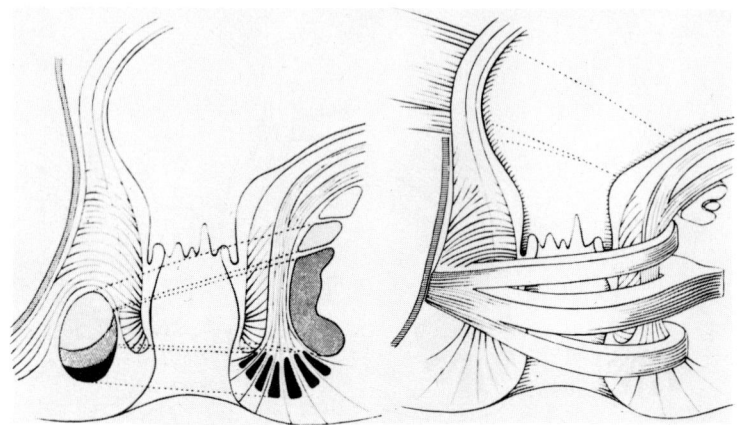

Abb. 11. Schema des äußeren Sphinkters bei der Frau. Der Schließmuskelring ist hier perineal nur halb so hoch wie kokzygeal

er mit dem Centrum tendineum, dorsal mit der Steißbeinfaszie verankert. Er ist ovalär geformt.

Der oberste Teil der äußeren Schließmuskeln ist der profunde M. sphincter ani externus, der wie erwähnt, engen Kontakt mit dem M. puborectalis hat (Abb. 1 u. 10). Bei allen 3 äußeren Schließmuskelportionen kommt es zum Überkreuzen von perinealen und kokzygealen Faserzügen, die teilweise auch in das umgebende Fettgewebe ausstrahlen. Für die Klinik von besonderer Bedeutung ist die unterschiedliche Anordnung des äußeren Schließmuskelrings bei den Geschlechtern (Oh u. Kark 1972). Beim Mann sind die äußeren Schließmuskelanteile ringförmig angeordnet, und damit kokzygeal wie perineal gleich hoch (Abb. 10). Im weiblichen Analkanal ist dieser Schließmuskelring perineal nur halb so hoch wie kokzygeal (Abb. 11). Operatives Vorgehen muß diese besondere Anatomie berücksichtigen, z. B. bei perinealen Fisteln.

Zwischen äußerem Schließmuskel und der Raphe des M. levator ani zieht das sagittal gestellte Ligamentum anococcygeum zum Steißbein (Abb. 12). In ihm läßt sich konstant eine unterschiedlich große Lücke nachweisen, durch die die beiden Ischiorektalgruben miteinander in Verbindung stehen (Courtney 1950). Infektionen in einer

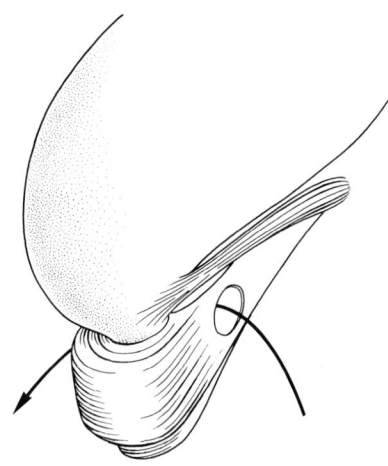

Abb. 12. Ligamentum anococcygeum mit der konstant vorhandenen Lücke, über die beide Ischiorektalgruben kommunizieren. Oberhalb des Ligaments liegt der paarige M. rectococcygeus

Ischiorektalgrube können sich so über diese Lücke in die kontralaterale Seite ausbreiten, z. B. bei Hufeisenfisteln.

Corpus cavernosum recti und M. canalis ani

Unterhalb der Anorektallinie befindet sich im kranialen Drittel des Analkanals das Schwellkörpergewebe (Abb. 1). Es ist in die lockere, submuköse Schicht eingebettet. Die weitlumigen, dünnwandigen Gefäße dieses Abschnitts werden häufig, auch heute noch, als Venen angesehen. Die krankhafte Vergrößerung dieser Gefäßkonvolute, wie sie beim Hämorrhoidalleiden bestehen, wurden fälschlicherweise als eine Varikosität gedeutet. Durch zahlreiche histologische Untersuchungen konnte nachgewiesen werden, daß hier tatsächlich aber kein venöser Plexus haemorrhoidalis besteht (Staubesand 1972, Stelzner 1963). Ähnlich wie beim Schwellkörper der Genitalien werden die Konvolute des analen Schwellkörpers ohne Zwischenschaltung eines Kapillargebiets mit hellrotem, arteriellem Blut gefüllt. Der Schwellkörper wird Corpus cavernosum recti genannt. Die den

Schwellkörper versorgenden Endarterien der oberen Rektalarterie ziehen an 3 relativ konstanten Stellen zum Analkanal, bei 3, 7 und 11 Uhr (in Steinschnittlage). Sie können hier, besonders bei krankhaften Veränderungen, palpiert werden (Abb. 13).

Die Hämorrhoiden entstehen zunächst immer an diesen Punkten im Analkanal (s. Kap. 11).

Das sauerstoffreiche Blut des Schwellkörpers entleert sich in 2 Richtungen. Ein Teil des Bluts fließt über zahlreiche geschlängelte Venen nach kranial in den retrorektal gelegenen Venenplexus und damit in die Vena rectalis superior (Abb. 1). Der zweite, lange Weg verläuft durch den aganglionotischen M. sphincter ani internus zur Vena rectalis media, die paarig ausgebildet lateral auf dem Levator liegt. Die-

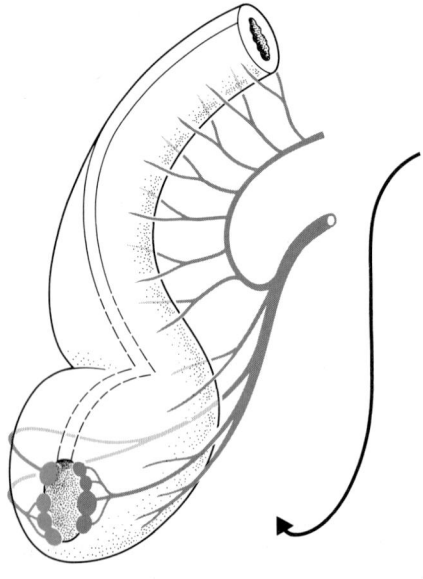

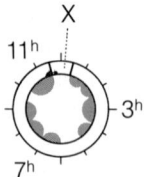

Abb. 13. Schema der arteriellen Zufuhr zum Corpus cavernosum recti. Die Endäste der A. rectalis superior ziehen bei 3, 7 und 11 Uhr (in Steinschnittlage) in den Analkanal

ser Abflußweg durch den inneren Sphinkter ist für die Pathogenese der Hämorrhoiden von entscheidender Bedeutung (s. Kap. 11). Gefäßverbindungen nach kaudal zu den unteren Rektalvenen sind hämodynamisch unbedeutend.

Der anale Schwellkörper ist an den Fasern des M. canalis ani verankert (Hansen 1976). Dieser Muskel verläuft durch die submuköse und subkutane Schicht des Analkanals (Abb. 1). Er durchzieht das gesamte Corpus cavernosum und ist mit den kavernösen Gefäßen verhaftet. Die Schwellkörperkonvoluten werden so mit den kontraktilen Abschlußelementen verbunden. Es besteht ein angiomuskulärer Abschlußmechanismus am Darmende. M. canalis ani und Schwellkörpergewebe bilden die Columnae anales. Sie sind an der hinteren, seltener an der vorderen Kommissur des Analkanals am längsten und kräftigsten. Der Muskel entspringt überwiegend aus dem M. sphincter ani internus, aus dem er in einem schraubenförmigen Verlauf hervorgeht. Ein kleinerer Teil der Fasern des M. canalis ani stammt auch aus der Längsmuskelschicht des Rektums. Die Längsfasern ziehen dabei direkt durch den inneren Sphinkter zum M. canalis ani. Kaudal strahlen die Fasern größtenteils wieder in den Internus ein. Die übrigen Fasern haften an dem sogenannten Intermuskularseptum und an der perianalen Haut gemeinsam mit der Längsmuskelschicht an. In Höhe der Kryptenlinie ist der Muskel dicht mit der Analkanalhaut verbunden. Seine pathomorphologischen Veränderungen (Hypertrophie, Destruktion) bestimmen entscheidend den Verlauf des Hämorrhoidalleidens.

Anus und sensible Analkanalhaut

Zwischen oberem und mittlerem Drittel des Analkanals endet die Mukosa. Wir bezeichnen sie als Analmukosa. Histologisch unterscheidet sie sich aber nicht von der Rektumschleimhaut. Nach kaudal folgt ein schmaler Streifen von Übergangsepithel, das aus kuboiden Zellen und geschichteten Plattenepithelschichten besteht. Dies ist der Bereich der Proktodealmembran, der embryonalen Grenze zwischen Ektoderm und Entoderm. Hier sind die taschenartigen Einstülpungen ausgebildet, die Analkrypten oder Sinus anales sive rectales (Morgagni). Zwischen den Krypten liegen die Columnae

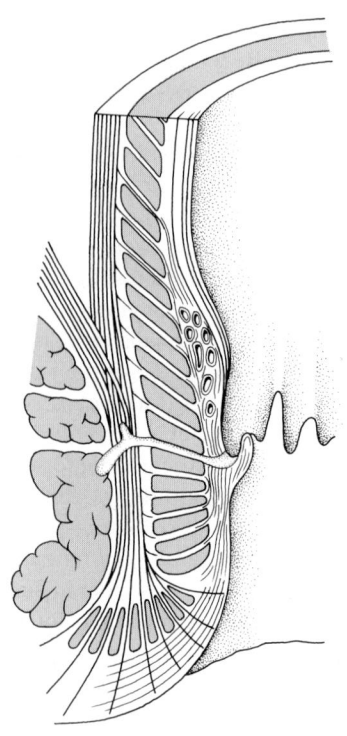

Abb. 14. Längsschnitt durch den Analkanal mit einer Proktodealdrüse, die transsphinkter verläuft und in eine Kryptentasche mündet

anales. Die Krypten sind nicht alle in einer Ebene angeordnet. Häufig sind sie gegeneinander versetzt (Abb. 1). Sie bilden eine wellige Linie, die zahlreiche Namen trägt: Linea dentata, Linea sinuosa, oder Kryptenlinie. Die sogenannte Linea pectinata kennzeichnet dagegen den etwas höherliegenden, sichtbaren Übergang zwischen Mukosa und Intermediärepithel.

In die Krypten können Proktodealdrüsen einmünden (Abb. 14). Diese Drüsen sind Rudimente der bei einigen Säugern ausgeprägt entwickelten Kloakendrüsen. Auch beim Menschen können diese Proktodealdrüsen vorkommen und sich bis in die Sphinkteren verzweigen. Sie haben keine funktionelle Bedeutung. Am häufigsten gelangen sie dabei durch den Internus über das Intermuskularspatium nach kaudal. Wie nachgewiesen werden konnte, finden sich diese Drüsen beim Menschen am häufigsten kokzygeal angelegt. Seltener sind sie perineal angelegt und gelegentlich kommen sie seitlich vor. Dies ist auch das Verteilungsmuster der Analfisteln, die von den Proktodealdrüsen ausgehen (s. Kap. 12). Unterhalb der Kryptenlinie beginnt die sensible Analkanalhaut, die bis zur Linea anocutanea reicht. Die Analkanalhaut besteht aus einer dünnen, nicht verhornenden Plattenepithelschicht. Sie wird durch den längsverlaufenden M. canalis ani radiär gefaltet und ist nicht pigmentiert. Die Sensibilität ist hier vorwiegend auf die Vermittlung von Schmerzreizen eingerichtet. Im Bereich der Kryptenlinie ist die Analkanalhaut fest mit dem M. canalis ani verwachsen. Es entsteht dadurch eine sichtbare Einziehung des Analkanals (Abb. 1 u. 14). Diese Verankerung verhindert eine übermäßige Verschiebung in kranialer bzw. kaudaler Richtung. Die enorme Dehnbarkeit des Analkanals in der Horizontalebene ist dabei nicht beeinträchtigt.

Im Bereich der Anokutanlinie beginnt die dunkel pigmentierte perianale Haut. Sie begrenzt die Analöffnung, die beim Mann spaltförmig ausgebildet ist und bei der Frau eine rundliche Gestalt hat. Im Bereich der perianalen Haut sind neben Schweißdrüsen auch modifizierte Talgdrüsen nachweisbar. Die Behaarung der perianalen Umgebung ist sehr unterschiedlich ausgeprägt. Sie kann bei Dunkelhaarigen die Analöffnung völlig verdecken.

Nervensystem

Das Nervensystem verbindet alle Kontinenzelemente zu einer synchronen Organeinheit. Afferente und efferente Nervenfasern verlaufen von der Rektumampulle zum Ganglion pelvinum. Die Regio perinealis wird durch den Nervus pudendus mit dem Sakralmark verbunden. Die vegetativen sensiblen Fasern des Rektums reagieren mehr auf Dehnung, während die sensiblen Fasern der Regio perinealis vorwiegend Schmerz leiten.

Der innere Schließmuskel wird über den Nervus hypogastricus innerviert, der sich unterhalb des Promontoriums in zwei Äste spaltet und beidseits des Rektums nach kaudal zieht. Die äußeren Sphinkteren erhalten die motorischen Impulse durch den Pudendalnerv. Effektoren (Sphinktersystem) und Rezeptoren (Rektum und

Analkanalhaut) sind in einem Regelkreis eingeschlossen, der mit einem negativen Rückkopplungsmechanismus ausgestattet ist. Der Regelkreis steuert die Organleistung, wobei die Dehnung der Rektumampulle von einer kurzfristigen, aber überwiegenden Kontraktion der äußeren Sphinkteren beantwortet wird. Ab einem bestimmten Schwellenwert bewirkt das sich kontrahierende Rektum eine Erschlaffung der kontraktilen Elemente des Analkanals und führt zu einer Ausstoßung des Rektuminhalts.

Wenn bei einer tiefen Rektumresektion mit der Durchtrennung des Paraproktiums bis zum Beckeneingang auch die zum Internus ziehenden Nervenfasern durchschnitten werden, so kann daraus eine Internuslähmung und damit Inkontinenz resultieren. Diese Denervation wird vermieden entweder durch Erhaltung eines kurzen Muskelsegments der Rektumampulle oder durch tangentiales wandnahes Präparieren an der Mastdarmwand.

Eine Denervation der äußeren Sphinkteren bei ausgedehnten Freilegungen ischiorektaler Fisteln kommt dagegen kaum vor. Die aus dem Alcock-Kanal kommenden Nervenfasern des N. pudendus ziehen nämlich nicht quer durch das Fettgewebe der Ischiorektalgrube, sondern verlaufen dicht an den Muskeln.

2 Physiologie der Kontinenz und Defäkation

Der aganglionäre, glatte M. sphincter ani internus verschließt an erster Stelle den Darmausgang (Abb. 15). Der innere Sphinkter kann diese Aufgabe mühelos bewältigen. Trotz maximaler Kontraktion kann aber der innere Schließmuskel das Anallumen nicht völlig abdichten. Es muß, wie sich rechnerisch nachweisen läßt, immer eine Restöffnung von etwa 8–10 mm Durchmesser offenbleiben. Dieses restliche, offene Lumen wird durch den analen Schwellkörper verschlossen. Der Schwellkörper unterstützt den Sphincter internus beim permanenten Verschluß des Darmausgangs. Während der Kontinenzphase ist der anale Schwellkörper aufgepumpt und wölbt sich in das Anallumen vor. Die Füllung der arteriovenösen Hohlräume des Schwellkörpers erfolgt durch die partielle Drosselung beider Blutabflußwege bei gleichbleibendem arteriellem Zustrom (dies im Gegensatz zu den genitalen Schwellkörpern, wo vorwiegend ein gesteigerter arterieller Zufluß die Füllung der Gefäße bewirkt). Der anale Schwellkörper liegt nicht lose im lockeren submukösen Gewebe des Analkanals, sondern wird durch die Fasern des M. canalis ani mit den übrigen kontraktilen Strukturen verbunden und so in das Kontinenzorgan integriert. Damit besteht ein angiomuskulärer Abschlußmechanismus.

Eine Verstärkung der Kontinenzleistung erfährt der innere Schließmuskel durch eine zur Kryptenlinie gerichtete, fächerförmige Septierung der Ringfaserbündel, hervorgerufen durch den Zug des M. canalis ani. Der Ringmuskel entwickelt seine höchste Abschlußleistung in Höhe der für die Sensibilität und Diskrimination wichtigen Kryptenzone. Dies ist manometrisch nachweisbar.

Unter normalen Bedingungen dient der permanente Verschluß des Analkanals nicht allein zum Zurückhalten von Stuhlmassen, son-

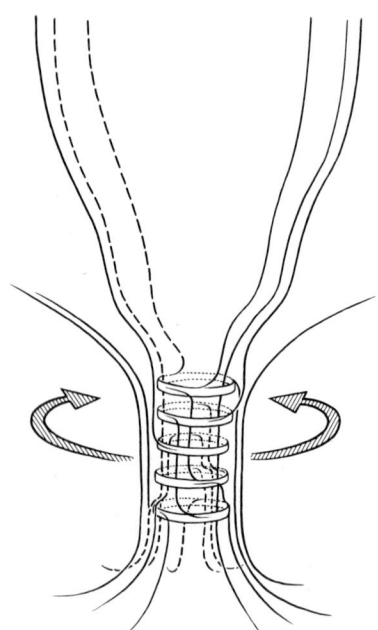

Abb. 15. Schema der anorektalen Muskelfaseranordnung bei Kontinenz

dern er verhindert auch den unkontrollierten Abgang von Winden und Schleim. Die Rektumampulle ist ja bei Gesunden gewöhnlich leer oder nur mit geringen Stuhlmengen gefüllt. Wie bei klinischen und manometrischen Untersuchungen an Querschnittsgelähmten festgestellt wurde, sind die äußeren Sphinkteren mit etwa 30% am Dauerverschluß des Analkanals beteiligt. Querschnittsgelähmte haben einen verschlossenen Anus. Sie sind deshalb kontinent, allerdings unkoordiniert.

Bei der Kontrolle der Fäzes wirken verschiedene Kontinenzelemente mit. Gelangt der Stuhl in den Enddarm, so wird er zunächst in der erweiterungsfähigen Rektumampulle aufgenommen und bewirkt eine Kontraktion der äußeren Sphinkteren und ein Anspannen des M. puborectalis. Man bezeichnet dies als anorektalen Reflex. Obwohl die Kontraktion der äußeren, willkürlichen Schließmuskeln nur kurzfristig dauert, genügt sie jedoch, um eine peristaltische Welle abzufangen. Sie wirken also ähnlich einem Wellenbre-

20

cher. Durch neuerliche, bewußte Kontraktion der äußeren Schließmuskeln kann der Stuhlandrang so lange zurückgehalten werden bis
die peristaltischen Wellen verebbt sind. Der Analkanal und der Enddarm werden nun wieder allein durch den Sphincter internus verschlossen. Der Levator und die externen Sphinkteren verfügen aber
im Gegensatz zur übrigen gestreiften Muskulatur über einen reflek-
torisch variablen Tonus, der auch nicht ermüdbar scheint. So kommt
es, daß auch im Schlaf bei intakter Innervation die Kontinenz auf-
rechterhalten wird. Die Maximalkontraktion der animalischen
Sphinktermuskulatur ist aber, wie sonst bei gestreiften Muskeln,
ermüdbar.

Im Kolon werden verschiedene Bewegungsmuster unterschieden.
Für die Defäkation von Bedeutung ist die hormonell-nerval indu-
zierte Massenbewegung des Dickdarms. Es handelt sich dabei um
eine von oral nach aboral gerichtete peristaltische Welle im Kolon,
durch die große Fäzesmengen analwärts transportiert werden. Diese
gerichtete Transportbewegung des Darminhalts ist gewöhnlich nach
dem Essen zu beobachten. Man spricht deshalb auch von einem
gastrokolischen Reflex. Bei den meisten Menschen erreicht diese
gerichtete Darmmotilität ihr höchstes Ausmaß morgens nach dem
Frühstück. Das Hormon Gastrin soll dabei auf die glatte Muskulatur
einen aktivierenden Einfluß haben. Durch die Füllung der Rektumampulle werden die Ringfasern gedehnt, die hauptsächlich aus
den Querfalten ausstrahlenden Längsfasern werden aktiviert (Abb. 4
u. 5). Da diese Längsfasern zum Teil wieder in den Internus einmünden, sind sie an der nun folgenden Öffnung des Internus maßgeblich
beteiligt (Abb. 16). Eine reflektorische Relaxation des Internus wird
zusätzlich vermutet. Das Kontinenzorgan ist nun „entleerungs-
bereit". Durch willentliche Erschlaffung der äußeren Schließmuskeln
kann der Darminhalt entleert werden. Eine zusätzlich aktivierende
Rolle bei der Austreibung des Stuhls aus der Rektumampulle spielt
die Bauchpresse. Wir kennen aber seltene Bauchmuskelaplasien
ohne Stuhlentleerungsschwierigkeiten.

Die bewußte Wahrnehmung des Stuhldrangs wird durch die Vermittlung der sensiblen Analkanalhaut und möglicherweise durch
intralevatorische oder intramurale Dehnungsrezeptoren in der Rektumwand ausgelöst. Die Diskrimination über den Aggregatzustand
des Darminhalts erfolgt an der Kryptenlinie. Durch unterschiedli-

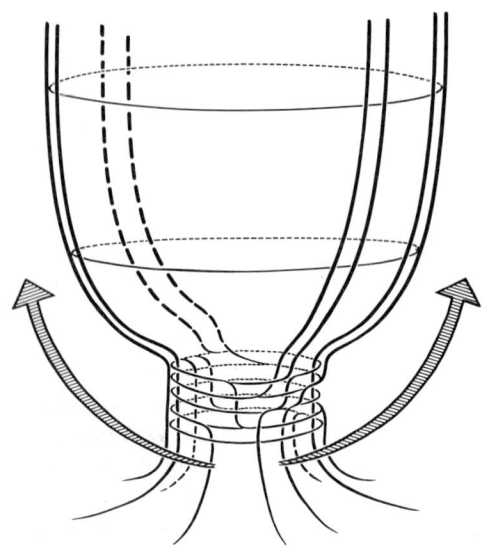

Abb. 16. Schema der anorektalen Muskelfaseranordnung bei Defäkation

chen Zug der glatten Analmuskulatur an der hier haftenden Analkanalhaut und durch den verschiedenen Öffnungsmodus des inneren Schließmuskels wird die Zustandsform des Darminhalts in
dieser Zone differenziert und erkannt.

Analkanalhaut und Rektumampulle als Rezeptoren werden mit der
glatten und quergestreiften Muskulatur des Anorektums durch das
Nervensystem zu einem Regelkreis verbunden, der durch die
Bewußtseinssphäre kontrolliert wird.

3 Allgemeine Symptome anorektaler Krankheiten

Viele anorektale Erkrankungen haben ein charakteristisches Beschwerdebild. Bereits aus der Schilderung der Symptome läßt sich häufig die Diagnose vermuten. Eine entscheidende Bedeutung kommt dem ersten Besuch des Patienten in unserer Sprechstunde zu. Hier wird die Grundlage für das Entstehen eines Vertrauensverhältnisses zwischen Arzt und Patient geschaffen. Durch sachliche und geduldige Haltung müssen wir einerseits oft dem Patienten helfen, sein Schamgefühl bei der Schilderung analer Beschwerden zu überwinden. Andererseits berichten uns Patienten mit chronischen Leiden häufig sehr ausführlich ihre Enttäuschungen über nicht erfolgte Heilung. Nicht drängende, gezielte Fragen erlauben, die anamnestischen Angaben zu präzisieren. Wir sollten dabei berücksichtigen, daß einige Patienten mit anorektalen Erkrankungen bestimmte Symptome erst auf ausdrückliches Befragen bejahen. Die wichtigsten Beschwerden anorektaler Erkrankungen sind: *Blutung, Schmerzen, Prolaps, Stuhlunregelmäßigkeiten, Ausfluß, Inkontinenz.*

Blutung

Blutabgang aus dem Anus ist eines der häufigsten Symptome, das die Patienten in unsere proktologische Sprechstunde führt. Es bedeutet für Patienten und Arzt gleichermaßen ein alarmierendes Zeichen. Der Blutverlust wird in der Toilettenschüssel, auf dem Toilettenpapier, auf oder vermischt mit dem Stuhl bemerkt. Die Blutung kann aber auch unabhängig vom Stuhlgang auftreten. Farbe, Auftreten und Häufigkeit des Bluts verbunden mit oder auch ohne Schmerzen lassen in vielen Fällen die Blutungsquelle und -ursache vermuten.

Hellrotes Blut stammt gewöhnlich aus den untersten Darmabschnitten. Ist das Blut mit dem Stuhl vermischt, so stammt es von einer entzündlichen oder tumorösen Veränderung im Bereich des unteren Dickdarms oder Rektums. Vom Stuhl getrennt auftretendes Blut hat seine Quelle im Analkanal.

Eine schmerzlose hellrote Blutung deutet auf erstgradige Hämorrhoiden hin. Der chronische Blutverlust ist hier zum Teil sehr beträchtlich. Das Blut wird auf dem Toilettenpapier, als Auflagerung auf dem Stuhl oder als Blutlache in der Toilettenschüssel bemerkt. In seltenen Fällen kann eine massive Blutung durch den vergrößerten Schwellkörper hervorgerufen werden. Das Blut wird in solchen Fällen ohne Vorzeichen aus dem Anus entleert, oder die Patienten verspüren einen heftig einsetzenden Stuhldrang, wobei dann lediglich hellrotes Blut abgesetzt wird. Wenn auch zumeist Hämorrhoiden als Ursache für ein derartiges Ereignis verantwortlich sind, so können doch auch ulzerierende Rektumtumoren oder blutende Rektumpolypen eine massive rektale Hämorrhagie bedingen. Die Blutung bei einer Analfissur ist dagegen nur spärlich und mit heftigen Schmerzen verbunden. Wenige Blutstropfen werden auf dem Stuhl oder am Ende der Defäkation am Toilettenpapier bzw. in der Schüssel festgestellt.

Schmerzen

Die Kryptenlinie ist die Grenze zwischen Entoderm und Ektoderm. Das Entoderm ist schmerzunempfindlich. Krankhafte Veränderungen im Bereich der Mukosa des Analkanals, des Rektums oder des Kolons verursachen daher keine Schmerzen. Die hypersensible Analkanalhaut ist dagegen für die heftigsten Schmerzen verantwortlich. Die Schmerzen treten z. B. bei der Stuhlpassage auf und klingen erst allmählich wieder ab. Die stärksten Schmerzen in dieser Region ruft die Analfissur hervor, die im Bereich der sensiblen Analkanalhaut ausgebildet ist. Perianale und anale Hämatome oder Thrombosen lösen ebenfalls je nach Lage der Veränderung zum Teil heftigste, 3–5 Tage dauernde anale Schmerzen aus.

Zweitgradige Hämorrhoiden mit beginnendem Prolaps unter die Analkanalhaut zeichnen sich durch eine schmerzhafte Defäkation aus. Durch die muskuläre Verspannung des Internus in diesem Stadium, kann es zu einer Einklemmung und Thrombosierung eines derartigen Hämorrhoidalsegments kommen. Der ständige Zug an der sensiblen Analkanalhaut und das begleitende anale Ödem bedingen einen dauerhaften, von der Defäkation unabhängigen Schmerz. Analabszesse sind um so schmerzhafter, je näher sie an der Analöffnung liegen. Der ischiorektale Abszeß, der sich im lockeren Fettgewebe ausbildet, ist weniger schmerzhaft als ein marginaler Abszeß. Maligne Veränderungen im Analkanal verursachen erst Schmerzen, wenn sie sich unterhalb der Kryptenlinie ausbreiten. Aber auch das Analkarzinom am Analrand oder der Analkanalhaut ist relativ schmerzarm. Wenn wir auch für die meisten analen Schmerzen eine Ursache finden können, so begegnen uns doch immer wieder Patienten, die über Schmerzen klagen, ohne daß eine pathologische Veränderung gefunden werden kann. Erwähnt seien hier nur die ätiologisch ungeklärten Schmerzen, die mit den Namen Proctalgia fugax sowie Kokzygodynie belegt wurden (s. Kap. 13).

Prolaps

Der Prolaps kann passager oder permanent sein. Der passagere Vorfall von Teilen des Analkanals tritt gewöhnlich bei der Defäkation auf. Dies ist typisch bei fortgeschrittenen zweitgradigen Hämorrhoiden zu beobachten. Der Mukosaprolaps tritt ebenfalls passager bei der Stuhlpassage meist an der vorderen Kommissur auf. Stark vergrößerte hypertrophe Analpapillen fallen dagegen permanent aus dem Anus und ziehen oft noch die darüberliegende Mukosa mit.
Drittgradige Hämorrhoiden mit vermindertem Analtonus fallen dagegen spontan in das Anallumen oder aus der Analöffnung vor.
Beim Rektumprolaps stülpt sich die gesamte Rektumwand durch den meist schlaffen Analkanal vor. Dieser Prolaps tritt zunächst nur bei Defäkation auf und muß manuell reponiert werden; in ausgeprägten Fällen erscheint er beim Husten oder beim Gehen.
Knotige Veränderungen am Analrand, wie perianale Hämatome oder hypertrophe Hautfalten, verändern ihre Lage nicht; sie werden aber von den Patienten auch als Ausstülpung am After empfunden und als „äußere Hämorhoiden" beschrieben.

Dieses Symptom ist häufig, wird aber oft nicht beachtet. Während für ein geringes Beschmutzen der Unterwäsche nicht immer eine Erklärung gefunden werden kann, ist bei starker Schleimabsonderung meist ein gestörter angiomuskulärer Abschlußmechanismus verantwortlich. Durch das unvollständig abgedichtete Anallumen, z. B. bei fortgeschrittenen drittgradigen Hämorrhoiden, kommt es zu einer ständigen Absonderung aus der vorfallenden Schleimhaut. Ist der Ausfluß dagegen purulent, muß man nach einer äußeren oder inneren Fistelöffnung suchen. Ein länger bestehender schleimiger oder eitriger Ausfluß verursacht Juckreiz und eine perianale Hautentzündung. In unsere Sprechstunde kommen aber auch immer wieder Patienten mit Pruritus ani und Analekzem, für deren Entstehung keine krankhafte Veränderung gefunden werden kann (s. Kap. 12).

Stuhlunregelmäßigkeiten

Darmträgheit ist in zivilisierten Ländern eine weitverbreitete Erscheinung. Viele Menschen behandeln sich deshalb, teils auf ärztlichen Rat, mit einer täglichen Einnahme von Abführmitteln. Von einigen anorektalen Krankheiten wissen wir heute, daß die jahrzehntelange, regelmäßige Einnahme von Laxanzien ein wichtiger Faktor für ihre Pathogenese ist. So ist aufgrund anamnestischer Angaben die Entstehung der Analfissur und ein Großteil der Hämorrhoiden auf den chronischen Laxanzienabusus zurückzuführen.

Auch das langdauernde Pressen, um einen regelmäßigen täglichen Stuhlgang zu erzwingen, ist schädlich. Es besteht ja bei vielen Patienten die irrige Meinung, daß man täglich und zur gleichen Zeit Stuhlgang haben müsse. Tatsächlich haben Menschen, die sich ausgewogen, natürlich ernähren, meist eine geregelte Darmtätigkeit mit einer morgendlichen Defäkation. Durch die in den zivilisierten Ländern häufig schlackenarme Kost tritt bei vielen Menschen eine Verminderung der Darmperistaltik auf. Ebenso kann Flüssigkeitsmangel die Stuhlpassage hemmen. Die Regulation der Darmtätigkeit muß also die Ursache beseitigen, z. B. durch Ballastanreicherung und vermehrte Flüssigkeitseinnahme.

Das Gefühl der unvollständigen Entleerung bedarf immer näherer Abklärung. Zwar sind meist die oben genannten Gründe verantwortlich, es können jedoch verschiedene anorektale Krankheiten hinter dieser Mißempfindung verborgen sein, wie z. B. rektale Tumoren, Rektumprolaps oder prolabierende Hämorrhoiden. Es gilt also festzustellen, ob eine ungenügende Stuhlentleerung oder nur das Gefühl einer ungenügenden Stuhlentleerung vorliegt.

Eine kurze Durchfallperiode ist meist Folge einer gastrointestinalen Störung. Chronische Diarrhöen erfordern eine Abklärung hinsichtlich einer Darminfektion oder einer Schleimhauterkrankung, wie Colitis ulcerosa bzw. Morbus Crohn.

Inkontinenz

Man unterscheidet eine komplette Analinkontinenz, bei der weder Stuhl noch Winde kontrolliert werden können, und eine Teilinkontinenz, die sich durch eine Unfähigkeit, Winde und dünnen Stuhl zu halten, auszeichnet. Gelegentlicher Ausfluß und Beschmutzen der Unterwäsche kann, aber muß nicht Folge eines verminderten Afterabschlusses sein. Auch unzureichende Hygiene, ein Analprolaps oder eine Streßsituation können derartige Erscheinungen hervorrufen. Die komplette Inkontinenz stellt den völligen Funktionsausfall des anorektalen Kontinenzorgans dar und ist damit das gravierendste Symptom dieses Krankheitsgebiets.

4 Untersuchungstechnik

Eine spezielle Vorbereitung des Patienten zu einer proktologischen Untersuchung ist nicht erforderlich. Die Gabe von Laxanzien oder Klistieren am Vortag oder am Tag der Untersuchung schaden eher, als daß sie nutzen. Blutspuren auf der Rektumschleimhaut, die zu einem tumorösen Prozeß führen, werden verwischt. Entzündliche Schleimhautveränderungen, wie bei der Colitis ulcerosa oder dem

Tabelle 1. Ausrüstung für eine proktologische Sprechstunde

1. Untersuchungstisch (am besten ein 80 cm hohes Ruhebett, an dem im Stehen oder auf einem erhöhten Drehstuhl gearbeitet werden kann)
2. Gut bewegliche, zentrierbare Lampe
3. Handschuhe
4. Vaseline, muzilaginöses Gleitmittel (versehen mit einem Antiseptikum)
5. Tupfer, Watte, Zellstoff, Mullkompressen, lange Pinzetten, Watteträger
6. PE-Zangen, mit Formalin gefüllte Gläser (Gewebeentnahmen)
7. Gentianaviolett (2%), Podophyllin (14%), Mercurochrom (1%), $AgNO_3$-Lösung (5%, 66,6%), Pasta zinci mol.
8. Lokalanästhetikum, Skalpelle (Nr. 10, 15, 21), Scheren, chirurgische Pinzetten, Gefäßklemmen, Nahtmaterial, Tannin-Rivanol-Lösung (zur Blutstillung, Rezept s. S. 40)
9. Doppellumige Injektionsnadel[a] (zur Verödung), Injektionsspritze[a], Phenolmandelöl (Rezept s. S. 92)
10. Rektoskope (z. B. Modell Lloyd-Davis)[a] mit Fiberglasbeleuchtung, in zwei Ausführungen: a) 250 mm lang, 15 mm breit, b) 300 mm lang, 20 mm breit
11. Proktoskope (z. B. Modell n. Stelzner)[a] in 70 mm Länge und verschiedenen Breiten: 20 mm, 22,5 mm, 25 mm
12. Kaltlichtbeleuchtung
13. Absaugvorrichtung

[a] Firma W. Link, Hamburg

Morbus Crohn, können wegen der purgativen Schleimhautreizung nicht mehr exakt beurteilt werden. Im allgemeinen ist die Rektumampulle bei normalem Defäkationsrhythmus leer (s. auch Kap. 2).

Selbst bei einer vollen Rektumampulle können wir mit dem dünnen Rektoskop alle Wandabschnitte des Rektums und des unteren Sigmas untersuchen und beurteilen. Nur in wenigen Fällen, wenn z. B. wegen eines durchfällig-breiigen Stuhls die gesamte Rektumschleimhaut belegt ist, geben wir ein Klistier und untersuchen den Patienten eine Stunde später nochmals.

Die Ausrüstung für eine proktologische Untersuchung ist in Tabelle 1 aufgezählt und in Abb. 17 dargestellt. Von allen möglichen Lagerungen zur anorektalen Untersuchung halten wir die linke Seitenlage mit angezogenen Knien für die günstigste (Abb. 18).

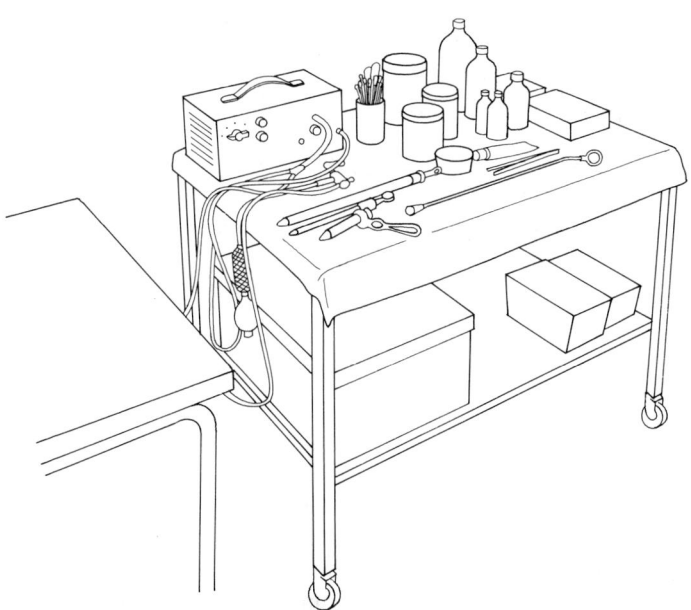

Abb. 17. Griffbereite Anordnung der wichtigsten Instrumente für eine proktologische Untersuchung (vgl. Tabelle 1)

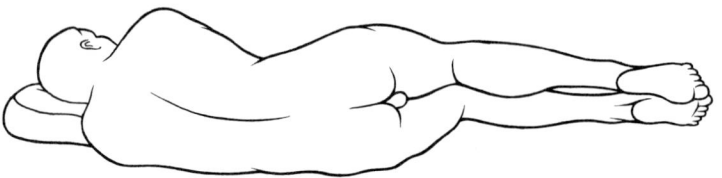

Abb. 18. Lagerung des Patienten zur proktologischen Untersuchung auf der linken Seite mit angezogenen Knien

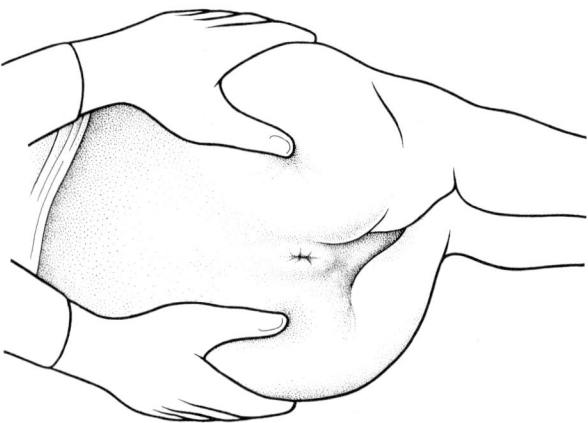

Abb. 19. Inspektion der Analöffnung. Durch Spreizen mit beiden Daumen wird die perianale Haut entfaltet

Inspektion

Zunächst erfolgt die Inspektion der Analregion. Eine gute Beleuchtung ist hierbei unbedingt erforderlich. Die Nates werden durch die breit aufliegenden Hände vorsichtig auseinander gezogen. Je nach anamnestischen Hinweisen fahnden wir nach entzündlichen Hautveränderungen, Fistelöffnungen, Eiterfluß aus dem Anus, Narben oder prolabierenden Knoten. Hinter kleinen rötlichen oder bräunlich pigmentierten Hautveränderungen können sich verschlossene Fistelöffnungen verbergen. Wir beobachten das Muskelspiel des Schließmuskels. Normalerweise ist der Anus geschlossen.

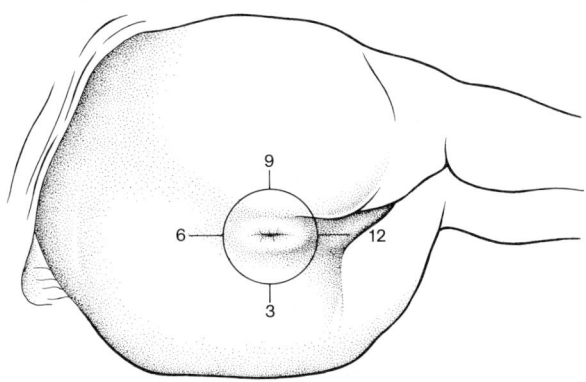

Abb. 20. Krankhafte Befunde in der Anorektalregion werden auf Stein-schnittlage bezogen und durch Angabe der Uhrzeigerstellung lokalisiert

Bei Inkontinenz läßt er sich weit auseinander ziehen, bleibt dann für einige Zeit geöffnet und kontrahiert sich wurmartig. Bei Verdacht auf Rektum- oder Analprolaps lassen wir die Patienten pressen und beobachten, ob die zirkulär gefaltete Rektumschleimhaut sich zylinderförmig hervorstülpt, oder ob die prall gespannte, radiär gefaltete Analkanalhaut halbkugelförmig auf einem oder mehr Segmenten aus dem Analkanal prolabiert. Anschließend besichtigen wir die sakrokokzygeale Region.

Hat der Patient heftige Schmerzen im Anus beim oder kurz nach dem Stuhlgang, so sollte man durch vorsichtig mit beiden Daumen, die dicht neben die Analöffnung gelegt werden, das Anallumen spreizen (Abb. 19). Findet man dann eine akute Fissur, wird auf die anschließende digitale Untersuchung wegen der damit verbundenen Schmerzen verzichtet (s. auch Kap. 9).

Krankhafte Befunde werden allgemein standardisiert auf die Stein-schnittlage bezogen. Zur genauen Lokalisation wird dazu die Einteilung des Zifferblatts verwendet (Abb. 20). Die vordere Kommissur des Analkanals befindet sich also bei 12 Uhr, die hintere Kommissur bei 6 Uhr.

Digitale Untersuchung

Die digitale Untersuchung erfolgt im allgemeinen mit dem rechten Zeigefinger, der zuvor mit einer Salbe eingefettet wurde. Beim Einführen des Fingers läßt sich der subkutane M. sphincter ani externus vom M. sphincter ani internus gut palpabel abgrenzen. Zwischen beiden befindet sich eine tastbare Grube. Im Bereich des Internus achtet man auf die Dehnbarkeit des Analkanals. Bei einigen anorektalen Krankheiten läßt sich hier ein Elastizitätsverlust oder -anstieg feststellen. Die gesamte Zirkumferenz wird ausgetastet. Besondere Aufmerksamkeit widmen wir der Kryptenlinie. Knotige Verhärtungen sind Hinweise für innere Fistelöffnungen. Harte Stränge, die nach außen zur perianalen Region ziehen, lassen an einen Fistelgang denken. Die aktive Kontraktionsfähigkeit des Sphinktersystems wird geprüft, indem man mit dem untersuchenden Zeigefinger über die Anorektallinie hinaus den gesamten Analkanal von innen umgreift und mit dem Daumen von außen gegentastet. Dabei ist die Kontraktionsfähigkeit des willkürlichen Sphinkterapparates an der hinteren Kommissur am stärksten ausgeprägt. Beim weiblichen Geschlecht ist der Analkanal an der vorderen Kommissur wesentlich schwächer entwickelt als beim männlichen (s. Kap. 1).

Bei gesunden Analverhältnissen wird durch die aktive Kontraktion der Analkanal allseitig fest umschlossen. Ist an einer Stelle der Schließmuskelapparat größtenteils zerstört (Dammriß, Operation), so wird der untersuchende Finger bei aktiver Kontraktion in diese Muskellücke gepreßt. Den Sphincter internus können wir mit der digitalen Untersuchung jedoch nur unvollständig prüfen. Digital läßt sich der Tonus des Internus am ehesten beim Einführen des Fingers prüfen. Man tastet ihn, nach dem M. sphincter ani externus subcutaneus, als kräftigen Ring, der das Anallumen verschließt. Durch sanften Druck muß man normalerweise seine Muskelkraft überwinden. Ist der Internus paretisch oder komplett durchtrennt, kann man ihn kaum durch die Palpation finden. Einen weiteren Hinweis für einen intakten Internus können wir am Ende der digitalen Untersuchung beobachten, wenn wir den Finger aus dem Analkanal entfernen. Bleibt das Anallumen noch für eine kurze Zeit offen, ist der Internus sicher schwer gestört.

Die digitale Untersuchung schließt auf jeden Fall die Austastung des

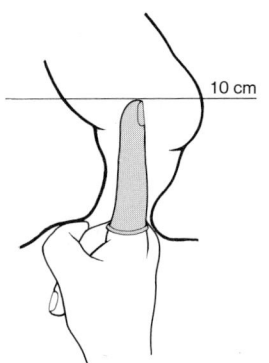

10 cm

Abb. 21. Digitale Untersuchung des Rektums.
Sie ist bis maximal 10 cm hoch möglich

Rektums ein. Gewöhnlich kann man die unterste Rektumfalte tasten. In einigen Fällen gelangt man bis zur rechts-lateral liegenden Kohlrausch-Falte und gar darüber; im allgemeinen reicht man 8–10 cm hoch (Abb. 21).

Mit der Fingerspitze fährt man über die glatte Oberfläche der Rektumschleimhaut und fahndet nach tumorösen, polypösen oder ulzerösen Prozessen. Das Paraproktium beidseits des Rektums ist unter normalen Umständen weich und nicht zu tasten. Verhärtung des Paraproktiums deutet auf entzündliche Prozesse, wie z. B. hochziehende Analfisteln. Portio vaginalis und Prostata werden ebenfalls immer digital beurteilt. Die Kreuzbeinvorderwand kann durch das Rektum gut abgetastet werden. Beim Vorliegen eines Krebses können hier manchmal vergrößerte Lymphknoten gefühlt werden. Beim Herausziehen des Fingers achtet man auf Schleim, Eiter oder Blut am Finger.

Rektosigmoidoskopie

Wie oben bereits dargestellt, ist eine routinemäßige Reinigung des Enddarms durch Einläufe nicht erforderlich. Im allgemeinen bevorzugen wir zur Rektoskopie schmallumige Geräte. Nachdem das Rektoskop dünn mit einem Gleitmittel bestrichen worden ist, führen wir das Instrument bis über die Anorektallinie ein. Das Rektoskop

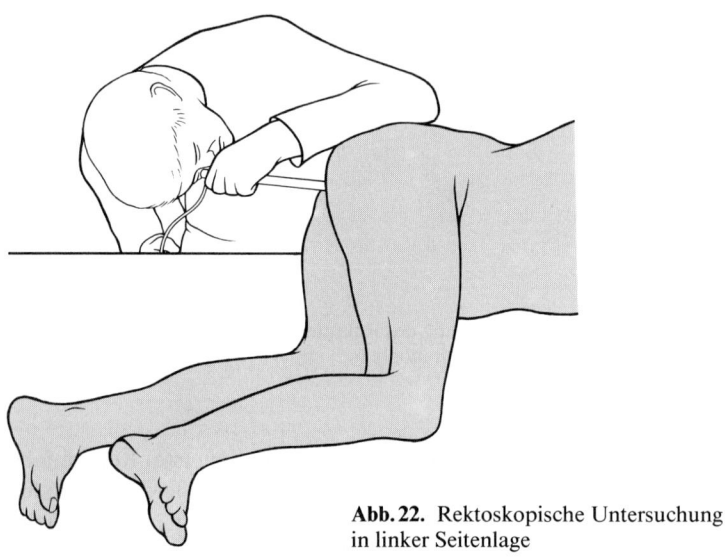

Abb. 22. Rektoskopische Untersuchung
in linker Seitenlage

wird mit der linken Hand geführt. Dabei liegt der linke Ellenbogen
zur sicheren Führung des Geräts auf dem Patienten (Abb. 22). Dies
verhindert bei abrupten Bewegungen des Patienten eine Wandverlet-
zung durch das Instrument. Unter langsamen Einblasen von Luft,
das dem Patienten mitgeteilt wird, entfalten wir das Rektumlumen.
Kotballen können durch das schmallumige Rektoskop leicht umfah-
ren oder mit einem Wattebausch vorgedrückt werden. Nach allseitiger Inspektion der Rektumampulle erreichen wir die Rektumfalten.
Die mittlere rechts-lateral liegende Kohlrausch-Falte springt als
kräftiges Segel halbmondförmig in das Lumen. Anschließend
gelangt man in das Colon pelvinum oder Rectum mobile. Hier und
im darüberliegenden Colon sigmoideum ragen kleine sichelförmige
Falten in das Lumen. Sie entsprechen den Plicae semicirculares des
Kolons. Je nach Länge des Instruments ist eine Untersuchung auf
25–30 cm Länge möglich. Bei etwa ¼ der untersuchten Patienten ist
eine komplette Einführung des starren Rektoskops auf seiner ganzen
Länge nicht möglich. Starke Schleifenbildung des Darmes am rektosigmoidalen Übergang, ein stark vorspringendes Promontorium

oder starke Schmerzen im Bereich der Prostata und des Analkanals verhindern manchmal eine vollständige Rektoskopie.

Die normale Rektumschleimhaut ist bei leicht geblähten Darmlumen blaßrosa. Die zarten Gefäße der Submukosa schimmern durch die Schleimhaut. Samtrote Verfärbung der Schleimhaut, punktförmige Blutung bei Berührung und Schleimhautabsonderungen kennzeichnen Entzündungsvorgänge in der Schleimhaut. Dunkelbraune bis schwarze Mukosaverfärbung mit einer hellen retikulären Zeichnung findet man bei Patienten, die jahrelang Abführmittel einnahmen. Man bezeichnet diese Verfärbung als Pseudomelanosis coli.

Durch eine Zentimetereinteilung auf der Oberfläche des Rektoskops wird die Höhe eines Tumors oder eines Polyps von der äußeren Analöffnung aus bestimmt.

Die Perforation durch das starre Rektoskop ist glücklicherweise eine höchst seltene Komplikation. Schmerzen bei der rektoskopischen Untersuchung treten immer dann auf, wenn Rektum oder Sigma zu stark mit Luft angefüllt werden. Die Überblähung des Sigmas bewirkt kolikartige Bauchschmerzen, eine starke Luftfüllung der Rektumampulle löst Stuhldrang und gelegentlich Tenesmen aus. Man sollte daher mit einem Minimum an Luftinsufflation die Untersuchung vornehmen.

Proktoskopie, Anoskopie

Auch bei der Proktoskopie ziehen wir die schmaleren Geräte zur Untersuchung vor (Abb. 23). Sie sind weniger schmerzhaft und verfälschen nicht den Untersuchungsbefund. Große Proktoskope können durch Abdrosselung des transsphinkteren Schwellkörperabflusses eine Blutfülle im analen Schwellkörper hervorrufen und damit Hämorrhoiden vortäuschen.

Das Proktoskop wird mit der rechten Hand geführt. Der rechte Daumen wird dabei auf den Führungsstift gedrückt. Nach Einfetten der Oberfläche drückt man das Proktoskop sanft in den Analkanal. Dabei läßt man verspannte, ängstliche Patienten am besten pressen. Das Proktoskop wird bis über die Anorektallinie eingeführt. Anschließend wird der Griff des Gerätes nach links gedreht und die weitere Führung übernimmt die linke Hand. Der Führungsstift wird

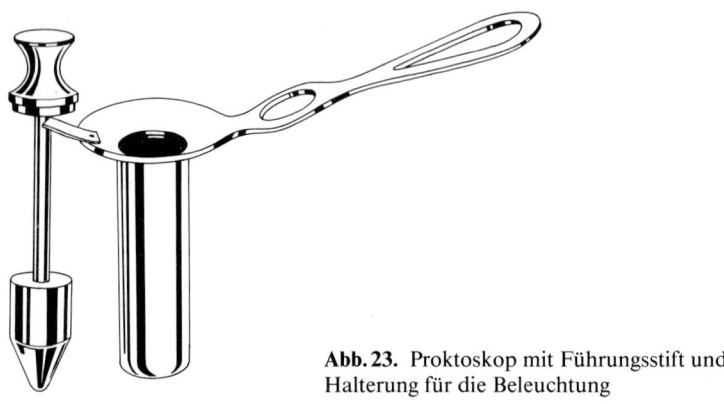

Abb. 23. Proktoskop mit Führungsstift und Halterung für die Beleuchtung

entfernt und die Kaltlichtbeleuchtung an einer speziellen dafür vorgesehenen Halterung angebracht. Unter langsamen Zurückziehen beobachtet man nochmals die untere Rektumampulle. Anschließend sieht man den anorektalen Übergang und darunter die Analmukosa, unter der sich der anale Schwellkörper befindet. Bei weiterem langsamen Zurückziehen wölben sich vorhandene Hämorrhoiden in das Anallumen. Besondere Aufmerksamkeit gehört der Kryptenlinie. Innere Fistelöffnungen können in einer vertieften Kryptentasche oder hinter einer hypertrophen Analpapille verborgen sein. Häufig wird man erst durch mehrmaliges Vor- und Zurückbewegen des Instruments einen krankhaften Befund finden. Dies ist besonders bei der Stadieneinteilung der Hämorrhoiden nötig. Unterhalb der Kryptenlinie erscheint die blaßweißliche Analkanalhaut. Sie ist radiär gefaltet. Durch ihre dünne Oberfläche schimmern geradlinig verlaufende dünne Gefäße. Manchmal sieht man auch die zarten weißlichen Muskelfaserzüge des M. canalis ani. Fortgeschrittene Hämorrhoiden prolabieren unter dieser dünnen Haut. Chronische Analfissuren treten als gering blutende Ulzera meist an der hinteren Kommissur in Erscheinung.

Kleine Stuhlmengen, die in das Anallumen fallen und die Sicht versperren, können mit einem angefeuchteten Wattetupfer und einer langen Pinzette durch das Proktoskop entfernt werden. Selten ist eine proktoskopische Untersuchung in Narkose erforderlich. Meist können schmerzhafte Befunde bereits durch die äußere Inspektion geklärt werden.

Röntgenuntersuchung

Konnte durch die Rekto- und Proktoskopie die Ursache des peranalen Blutabgangs oder einer vermehrten Schleimabsonderung u. ä. nicht geklärt werden, so sollte man eine Kolonkontrastdarstellung durchführen lassen. Erst wenn krankhafte Veränderungen röntgenologisch ausgeschlossen werden können, sollten wir uns dem unteren Darmabschnitt nochmals widmen.

Röntgenologische Darstellung der Analfisteln mit resorbierbaren Kontrastmitteln werden nur bei seltenen, hoch ziehenden Varianten Klärung bringen. Im allgemeinen haben wir es mit Fisteln zu tun, die ihre Quelle im Bereich der Kryptenlinie haben und ihren Weg durch oder im Sphinktersystem nach außen suchen. Eine röntgenologische Darstellung ist nur dann angebracht, wenn eine andere Infektionsquelle außerhalb des Analkanals vorliegt, z. B. ein Knochenherd.

Koloskopie

Die endoskopische Untersuchung des Dickdarms aus diagnostischen und therapeutischen Gründen gewinnt in den letzten Jahren zunehmend an Bedeutung. Im Gegensatz zur Rektoskopie ist hier eine Perforation etwas häufiger. Indikation und Technik der Koloskopie sollen hier nicht beschrieben werden.

5 Grundlagen der chirurgischen Behandlung anorektaler Krankheiten

Die Chirurgie anorektaler Erkrankungen unterliegt denselben Gesetzmäßigkeiten, wie wir sie in der übrigen Chirurgie kennen. Die wichtigste Voraussetzung für ein gutes Behandlungsergebnis ist auch in diesem Gebiet zunächst die korrekte Indikationsstellung zu einem chirurgischen Eingriff. Eine Reihe anorektaler Krankheiten heilt spontan ohne Hilfe des Messers. Dies gilt z. B. für perianale Thrombosen oder inkarzerierte Hämorrhoidalknoten. Nicht selten wird jedoch eine operative Behandlung durchgeführt, obwohl mit einer konservativen Therapie ebenfalls Beschwerdefreiheit erzielt werden kann.

Andere anorektale Erkrankungen erfordern dagegen eine baldige Operation. Sie ist immer dann indiziert, wenn das Leben des Patienten gefährdet ist oder eine Funktionseinbuße des Kontinenzorgans droht. Ein malignes Leiden oder auch eine akute Entzündung wird uns eher zu einem frühzeitigen chirurgischen Eingreifen bewegen. Es ist aber erstaunlich, wie oft gerade chronische Infektionen der Anorektalregion durch langdauernde konservierende Therapieverfahren „behandelt" werden. Solche chronische Entzündungen, wie z. B. durch eine Analfistel, zerstören progredient die kontraktilen Elemente des Kontinenzorgans. Eine zuwartende oder unzureichende Behandlung ist wegen des drohenden Kontinenzverlustes schädlich.

In den jeweiligen Kapiteln wird ausführlich dargestellt, wann eine konservative und wann eine operative Behandlung der verschiedenen anorektalen Krankheiten angezeigt ist.

Die meisten proktologischen Operationen werden entweder in linker Seitenlage oder häufiger in Steinschnittlage durchgeführt (Abb. 18 u. 24).

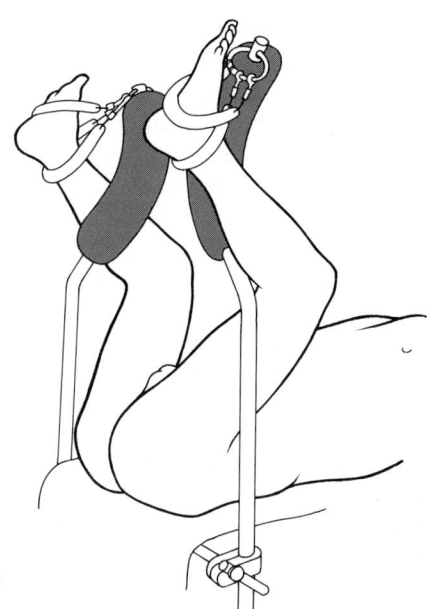

Abb. 24. Steinschnittlagerung
für einen operativen Eingriff in
der Anorektalregion

Operationswunden im Bereich des Darmausganges verlangen eine
besondere Berücksichtigung hinsichtlich ihrer Gestaltung und ihrer
postoperativen Behandlung. Die analen Wunden können nicht, wie
in anderen Körperregionen, ruhiggstellt werden. Sie werden ständig
mechanisch und chemisch irritiert. Die bakterielle Kontamination
der Wunden ist von vornherein hoch. Einen primären Wundverschluß kann man daher nur unter besonderen Voraussetzungen vornehmen.
Die Wunden der Analregion liegen versteckt zwischen den Gesäß-
hälften und reichen häufig in den Analkanal. Ihre postoperative Versorgung erscheint schwieriger als am übrigen Körper.
Das lockere umgebende Fettgewebe und die ringförmigen Schließmuskeln täuschen meist kleinere Wundverhältnisse vor. Erst nach
Spreizen der Gesäßbecken und der Analöffnung können wir das tat-
sächliche Ausmaß der analen Wunden erkennen. Im entspannten
Zustand nähern sich die Wundränder. Taschenbildung und unzureichende Ableitung des Wundsekretes ist möglich. Bei der Anlage der

Wunden müssen wir deshalb berücksichtigen, daß die Wundränder sich nicht vorzeitig aneinander legen und verkleben. Eine anale Wunde soll so beschaffen sein, daß sie von selbst offenbleibt und das Wundsekret sicher nach außen ableitet. Man erreicht eine derartige Sekretableitung, indem die Wundränder angeschrägt und die außerhalb der Analöffnung liegenden Wundpartien keilförmig verbreitert werden. Eine Wunde in der Analregion sollte deshalb wenn möglich trichterförmig sein. Damit erreichen wir, daß diese Wunden von kranial nach außen und aus der Tiefe nach oben heilen. Je nach Größe der Wundverhältnisse unterstützen wir diesen Heilablauf durch regelmäßiges digitales Dehnen des Analkanals. Das Spreizen der Wunde soll eine Taschen- oder Sinusbildung verhindern. Dazu können wir gelegentlich täglich, manchmal aber auch nur wöchentlich, den Analkanal und die Wunde austasten und digital dehnen. Letztlich dienen diese Maßnahmen dazu, eine erneute Fistelbildung oder eine später verzögerte Heilung zu vermeiden.

Einlage von Gazestreifen oder Gummidrainagen lehnen wir ab. Sie begünstigen funktionell schlechtere Narbenverhältnisse. Außerdem sind derartige Maßnahmen schmerzhaft und überflüssig, wenn die Wunde, wie beschrieben, angelegt wurde.

Die lokale postoperative Wundbehandlung bereitet vielen Chirurgen Kopfzerbrechen, da die Wunden grundsätzlich mit Eiterkeimen besiedelt sind. Auch der tägliche Stuhlgang wird gefürchtet. Nach unserer Erfahrung sind weder stopfende Maßnahmen, noch Antibiotika für einen erfolgreichen Heilverlauf erforderlich. Das Gegenteil trifft zu.

Am Ende einer Operation wird eine mit Tannin-Rivanol (Rp. Tannin 40%, Rivanol 1%, Aqua dest. ad 1000,0, M.u.f. solutio) getränkte Mullkompresse in den Analkanal und die Wunde locker eingelegt. Diese Tamponade wird nach 1 spätestens nach 3 Tagen entfernt. Ein 10-minütiges Sitzbad und die Gabe eines kräftigen Analgetikums kann stärkere Beschwerden beim Ziehen der Tamponade vermeiden.

Anfänglich erhalten die Patienten ein Gleitmittel, um Schmerzen bei der Defäkation zu verringern. Nach dem Stuhlgang werden die Analregion und die Wunde abgeduscht und anschließend ein Sitzbad durchgeführt. Auf die Wunde legen wir mehrere Lagen Mullkompressen, die mit einem Antiseptikum getränkt sind. Wir verwenden dazu 0,5‰ige Bradosollösung. Diese Mullkompressen werden zunächst täglich ein- bis zweimal gewechselt. Ab dem 3. Tag werden die Wundränder mit 2%igem Gentianaviolett eingepinselt, damit die Wundflächen nicht sofort verkleben können. Sobald eine samtrote Granulationsfläche entstanden ist, verwenden wir eine Salbe, die dünn auf die Mullkompresse aufgetragen wird. Bei großen Wundflächen können für einige Tage diese mit der Salbe bestrichenen Kompressen zusätzlich noch mit Kochsalz getränkt werden. Individuell unterschiedlich können nun die Patienten die weitere Wundbehandlung selbst vornehmen. Sie sind entlassungsfähig. In regelmäßigen Kontrolluntersuchungen überwachen wir den weiteren Heilverlauf.

Bei diesem Vorgehen ist es immer wieder eindrucksvoll, wie selbst große Wundflächen zu einer schmalen Narbe zusammenheilen können. Gelegentlich, nach Spaltung ausgedehnter, hoher Ischiorektalfisteln, kann eine Verminderung der Abschlußkraft in den ersten Wochen bestehen. Mit der Umwandlung der derben Narbe zu einer weicheren Konsistenz bildet sich diese Kontinenzschwäche zurück. Voraussetzung ist der Erhalt von wenigstens $\frac{1}{3}$ des inneren Schließmuskels und der Puborektalisschlinge.

6 Sinus pilonidalis

Es handelt sich um eine meist chronisch verlaufende Entzündung im subkutanen Fettgewebe der sakrokokzygealen Region. Zwischen Faszie und Haut besteht eine verzweigte Granulationshöhle, die durch einen oder mehrere kurze Gänge mit der Haut verbunden ist. In dieser Höhle finden sich häufig neben Eiter und Zelltrümmern Haarbüschel (pilus: Haar, nidus: Nest).

Ätiologie, Pathogenese

Es bestehen verschiedene Theorien über die Ausbildung eines Pilonidalsinus. Wir sind der Meinung, daß er erworben ist. Alle reifen Haare brechen ab. In dieser schweißfeuchten Region zwischen den Nates verkleben sie und werden gerollt. Haare haben eine schuppige Oberfläche. Diese Schuppen stehen zur Haarspitze hin ab. So besteht ein Haar aus einer ganzen Reihe mit vielen Widerhaken. Es ist erwiesen, daß sich diese Haare mit der schräg abgebrochenen Seite in die Haut bohren und durch Reiben immer tiefer eindringen. Die Haarspitze verschwindet zuletzt im Sinus. Die gleiche Krankheit gibt es bei Friseuren zwischen den Fingern durch Haare ihrer Kunden.

Der Pilonidalsinus wird durch folgende Faktoren begünstigt: Adipositas, dunkle Pigmentierung, Hyperhidrose. Männer sind 3–4 mal häufiger von dieser Krankheit betroffen. Im allgemeinen tritt sie nur im postpubertären Alter bis zum 30. Lebensjahr auf.

Es gibt aber auch vereiterte Dermoidzysten mit Haaren. Sie sind eine Rarität.

Pathomorphologie

In der Medianlinie über Steiß- und Kreuzbein findet man eine oder mehrere winzige, trichterförmige Einziehungen, von denen aus ein Gang in die Tiefe zieht (Abb. 25 u. 26). In ihrem Anfangsteil sind die Gänge von Hautepithel überzogen. Die Gänge enden in einer Granulationshöhle, die mit Detritus und meist mit Haaren angefüllt

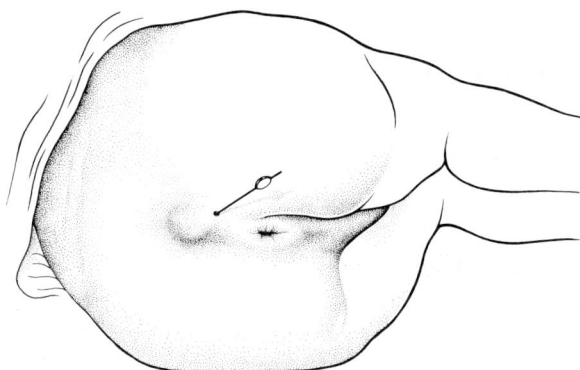

Abb. 25. Akute Abszedierung eines Pilonidalsinus. Die Sonde markiert die primäre Sinusöffnung

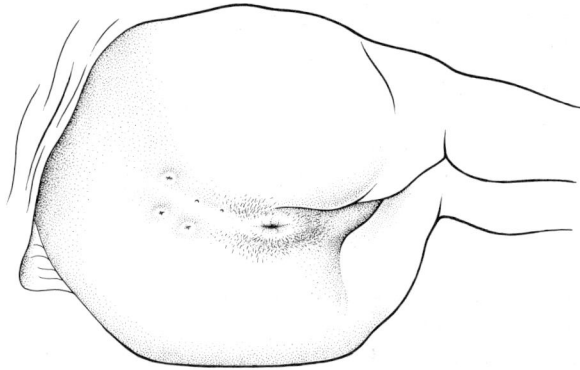

Abb. 26. Chronisches Stadium eines Pilonidalsinus mit 2 winzigen trichterförmigen Einziehungen in der Medianlinie und 3 sekundären Sinusöffnungen

sind. Die Haare sind oft in kraniokaudaler Richtung geordnet. Die Pilonidalhöhle ist ebenfalls häufig in der Längsrichtung angelegt. Sie kann bis zu 15 cm lang sein. Die darüber liegende Haut ist, je nach Entzündungsstadium, gerötet oder bräunlich pigmentiert. Die in der Medianlinie liegenden Öffnungen sind gewöhnlich nicht entzündlich verändert. Man bezeichnet sie als primäre Sinusöffnungen. Von dieser Höhle können sekundäre Gänge zu beiden Seiten auf die Nates ziehen. Aus ihren Öffnungen ragen entweder Granulationspfröpfe hervor oder sie sind mit einer dünnen Epithelschicht bedeckt. In seltenen Fällen kann auch ein derartiger Gang nach distal zum Anus ziehen oder gar in den Analkanal einmünden. Karzinome auf dem Boden eines Pilonidalsinus sind sehr selten.

Klinik

Der Pilonidalsinus tritt zunächst als hochakuter Abszeß auf (Abb. 25). Dieser kann spontan perforieren und bildet dann einen sekundären Sinusgang aus. Die Anamnese zu diesem Abszeß ist kurz und typisch: Schmerzen, Schwellung. Die Haut ist gerötet, prall elastisch gespannt und hat eine glänzende Oberfläche. Es kann auch ein akut rezidivierender Abszeß auftreten. Der Abszeß enthält Eiter und selten Haare. Die primäre Sinusöffnung nimmt typischerweise an dem entzündlichen Prozeß keinen Anteil. Sie wird daher leicht übersehen.

Im chronischen Stadium leiden die Patienten unter ständiger seröseitriger Absonderung aus dem Sinus. Bei Inspektion sieht man die sekundären Sinusöffnungen, aus denen auf Druck bräunlich-seröse Flüssigkeit austritt. Sekundäre Gänge sind als harte Stränge palpabel (Abb. 26).

Diagnose und Differentialdiagnose

In den meisten Fällen ist durch die Inspektion und Palpation im Zusammenhang mit den anamnestischen Angaben über die immer wiederkehrenden Infektionen in der sakrokokzygealen Region die Diagnose klar. Eine Sondierung ist überflüssig. Einzige Ausnahme ist der Fall, wo ein nach kaudal zum Anus ziehender Gang ausgebildet und eine Verwechslung mit einer Analfistel möglich ist. In seltenen Fällen besteht sehr nahe am Anus eine primäre Öffnung. Auch den umgekehrten Fall haben wir einige Male beobachtet, wo ein perianaler Fistelgang, von der hinteren Kommissur ausgehend, sehr weit nach kranial reicht und im Bereich des Kreuzbeins ausmündet, so daß ein Sinus pilonidalis vermutet werden könnte. Ein vereitertes Dermoid ist gewöhnlich rektal vor dem Steißbein als „Tumor" zu tasten.

Behandlung

Der hochakute Abszeß kann ambulant inzidiert werden. Nach Abklingen der entzündlichen Erscheinungen werden die Patienten stationär aufgenommen und der chronische Pilonidalsinus behandelt.

Wir bevorzugen die Exzision des Pilonidalsinus mit nachfolgender sekundärer Wundheilung.

Einen primären Wundverschluß lehnen wir wegen der höheren Rezidivhäufigkeit für den Regelfall ab. Es gibt keine Behandlungsmethode, die hundertprozentige Erfolgsquoten hat, jedoch scheint uns die alleinige Exzision mit nachfolgender sekundärer Wundheilung die sicherste Methode zu sein. Dies ist verständlich, da hier die infektgefährdete Region zunächst in eine breite Narbe umgewandelt wird. Ein erneutes Eindringen der Haare unter die trockene Narbenhaut wird damit vermieden. Die Wundheilung erstreckt sich normalerweise über 4–6 Wochen. Nach ½–1 Jahr ist die Narbe so erheblich geschrumpft, daß nur ein schmaler Narbenstreifen zurückbleibt. Die Operation wird am günstigsten in linker Seitenlage durchgeführt. Nach Rasur und Waschen der Haut erfolgt die Sondierung der Höhle. Diese wird ovalär umschnitten (Abb. 27). Laterale, sekundäre Gänge müssen in die Schnittführung einbezogen werden, so daß auch Y- oder T-förmige Wunden entstehen können. Selten muß eine Höhle bis zur sakralen Faszie exzidiert werden. Eine Entfernung der Faszie selbst ist jedoch niemals erforderlich. Die weitere Wundversorgung ist in Kap. 5 beschrieben. Die ersten 6 Monate nach der Operation sollten die Patienten eine Enthaarungscreme auftragen.

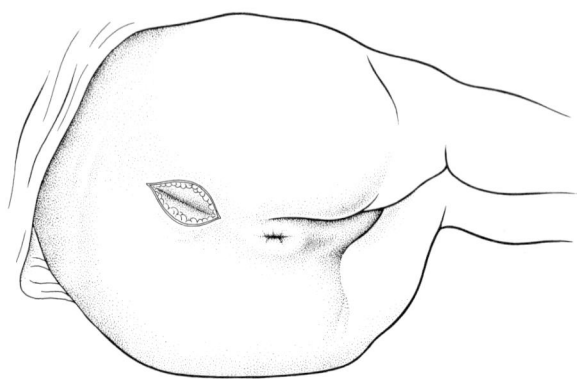

Abb. 27. Ovaläre Exzision eines Pilonidalsinus

Die Heilung kann sich über Wochen und Monate erstrecken, wenn das Kreuzbeinperiost freigelegt werden mußte. Kann der Operateur eine Wunde schaffen, die rundum mit Fettgewebe ausgekleidet ist, gibt es diese Heilungsverzögerung nicht.

7 Pyodermia fistulans sinifica

Ausgedehnte Abszeß- und Fistelbildung im Bereich der perianalen Haut sowie eine erhebliche Rezidivneigung kennzeichnen diese Krankheit. Entzündungen der Schweißdrüsen, der Haarfollikel oder gar ein tuberkulöser Befall der Haut wurden hinter dieser Krankheit vermutet. Es ist inzwischen nachgewiesen, daß eine Mißbildung der Haut für die Entstehung dieser Infektion verantwortlich ist. Trotz fortschreitender, großflächiger Zerstörung der Umgebung kommt es nur selten zu einer Fistelverbindung in den Analkanal.

Pathogenese und Pathomorphologie

Bei Patienten mit einer Pyodermia fistulans sinifica bestehen histologisch sichtbar verstärkte Hautleisten (Krauspe u. Stelzner 1962). In diesen Einstülpungen der Haut, die als angeborene Fehlbildung aufgefaßt werden müssen, sammeln sich Epidermisschuppen, Detritus und überwiegend grampositiv anfärbbare Kokken. Entzündliche Veränderungen in diesem Sinus bewirken einen Umbau und eine Auflockerung der Haut. Eine Verbindung zu den Follikeln, Talgdrüsen oder Schweißdrüsen besteht nicht. Im weiteren Verlauf der Entzündung bilden sich eitrig fibrinöse Geschwüre der Epidermis oder häufiger bis tief in die Subkutis vordringenden Fistelgänge. Anfänglich enthalten diese Gänge eitrig histiozytäres, später narbig fibrinöses Granulationsgewebe. Durch porenartige Öffnungen in der Epidermis gelangen die Fistelgänge nach außen. Von hier wandert in den Gängen verhornendes Plattenepithel der Haut in die Tiefe. Abgeschlossene Epidermoidzysten, die Hornschuppen, Zelltrümmer und Mikroben enthalten, sind schließlich eine weitere Folge der entzündlichen Vorgänge. Sie stellen einen ständigen Entzündungsherd für neuerliche kutane und subkutane Infektionen dar. Durch Entwicklung immer neuer Fistelgänge kann es zu einer völligen Unterminierung der perianalen Haut kommen. Die Haut wird derb, hart und ist livid, manchmal braunrot verfärbt. Schmerzen treten lediglich bei akuter Abszeßbildung auf. Die Gänge verlaufen ausschließlich subkutan. Niemals durchbrechen sie die subkutane Faszie. Fistelgänge, die in den Analkanal oder das Rektum ziehen, sind eine große Seltenheit. In fortgeschrittenen Fällen dringen die Gänge bis in die Leistenbeuge, das Skrotum oder die Schamlippen vor; ebenso werden die Nates und die Sakrokokzygealregion von den Entzündungsherden befallen. Daneben kann diese Pyodermie auch in anderen Körperregionen vorkommen; so nicht selten in der Axilla. Sogar an den Ohrläppchen haben wir sie beobachtet.

Klinik

Am häufigsten tritt eine Pyodermia fistulans sinifica bei Männern im mittleren Lebensalter auf. Chronische, jahrzehntelange Verläufe mit zahlreichen konservativen Behandlungsversuchen sind die Regel.
Die Patienten berichten über rezidivierende, schmerzhafte Schwellungen der Haut in der Umgebung des Anus, die spontan perforierten. Aus den entstandenen Fistelöffnungen wird meist dünnflüssiger Eiter, teilweise vermischt mit Talg und Detritus abgesondert.
Bei Inspektion der perianalen Haut findet man häufig zahlreiche Fistelgänge, stellenweise brückenartig abgehoben (Abb. 28). Bei fortgeschrittenen Fällen ist die Haut, wie bei einer „Holzphlegmone", derb verschwielt. Bräunliche Pigmentierung, livide Verfärbung oder hochrote Schwellung kennzeichnen den jeweiligen Stand des Entzündungsprozesses in der Haut.
Durch Sondierung können die subkutan verlaufenden Gänge verfolgt werden. In seltenen, meist voroperierten Fällen, ist eine Abgrenzung von einer vorderen ischiorektalen Fistel schwierig. Erst die Untersuchung in Narkose führt hier zur richtigen Diagnose. Bei Befall der Axilla kann erst die histologische Untersuchung eine Unterscheidung zwischen Pyodermia fistulans sinifica und Hydradenitis suppurativa erbringen.

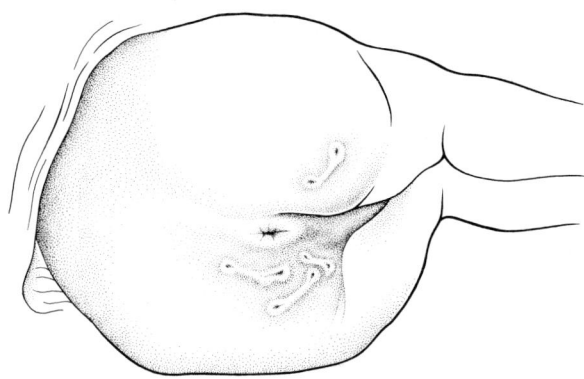

Abb. 28. Pyodermia fistulans sinifica mit perianalen und glutäalen Hautfisteln

Therapie

Diese der Acne conglobata ähnliche Erkrankung wird allein durch einen chirurgischen Eingriff erfolgreich behandelt. Kleinere, isolierte Läsionen oder ein akuter Abszeß können inzidiert werden. Dagegen müssen bei ausgedehntem Befall alle Gänge gespalten und keilförmig exzidiert werden (s. Kap. 5). Dabei muß man darauf achten, daß zwischen den einzelnen exzidierten Fisteln ausreichend Haut stehen bleibt, damit von den Epithelbrücken aus später die Granulationsfläche bedeckt werden kann. Sind große Exzisionen erforderlich, kann in Ausnahmefällen eine Deckung durch Spalthautlappen bei sauber granulierender Wundfläche die Wundheilung verkürzen. Ansonsten führt die offene Wundbehandlung zu den besten Resultaten. Bei Exzision im Perinealbereich ist wegen der starken Vaskularisation zur postoperativen Blustillung ein kräftiger Verband nötig. Nach Auftragen der mit Tannin-Rivanol getränkten Kompressen soll hier durch elastische Binden ein doppelseitiger, Spica-coxae-ähnlicher Druckverband angelegt werden, der für einige Tage belassen wird. Übliche Wundbehandlung, wie in Kap. 5 beschrieben.

8 Anorektale Abszesse und Fisteln

Der anorektale Abszeß und die anorektale Fistel sind zwei verschiedene Krankheitsbilder ein und derselben Erkrankung. Der Abszeß ist dabei der akute Verlauf, während die Fistel die chronische Entzündungsfolge darstellt. Beide haben überwiegend eine gemeinsame Krankheitsursache, die Entzündung einer Proktodealdrüse. Früher vermutete man eine tuberkulöse Genese dieser anorektalen Infekte. Heute wissen wir, daß dieses Fistelleiden in mehr als 95% von einer pyogenen Entzündung ausgelöst wird, die ihren Ursprung im Bereich der Krypten bzw. der Proktodealdrüsen hat.

In den meisten Fällen ist der Abszeß das primäre Krankheitsbild, dem gewöhnlich die Ausbildung einer Fistel folgt. Seltener wird eine Analfistel ohne vorausgegangene Abszeßbildung beobachtet.

Abszeß und Fistel können nur durch eine Operation einer dauerhaften Heilung zugeführt werden. Die berechtigte Furcht, durch einen operativen Eingriff eine irreparable Inkontinenz zu erzeugen, verhindert nicht selten den heilenden Schnitt. Die Kenntnis der funktionellen Morphologie und chirurgischen Anatomie der Anorektalregion erlaubt dem Operateur fast alle Fisteln zu spalten, ohne einen Kontinenzschaden zu erzeugen.

Ätiologie, Pathologie

Die meisten anorektalen Infekte entwickeln sich, wie eingangs erwähnt, aus einer entzündeten Proktodealdrüse. Diese Drüsen sind beim Menschen rudimentär ausgebildet. Sie münden in eine Krypte des Analkanals und können sich mit einem oder mehreren blinden Ausläufern in die Sphinkteren verzweigen (Abb. 14 u. 29). Diese ana-

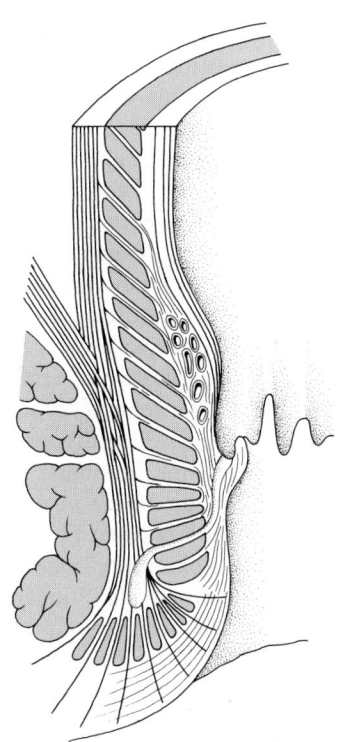

Abb. 29. Längsschnitt durch den Analkanal mit einer Proktodealdrüse, die
durch den inneren Schließmuskel zum
intermuskulären Spatium zieht

len Drüsen können am häufigsten an der hinteren Kommissur des
Analkanals nachgewiesen werden. An der vorderen Kommissur
werden diese Drüsen seltener gefunden, kaum zu beobachten sind
sie an den seitlichen Partien des Analkanals. Die Kryptenzone ist mit
dem M. canalis ani eng verwachsen. Dieser Abschnitt des Analkanals besitzt daneben eine schwache Gefäßversorgung. Damit sind
die beiden Voraussetzungen erfüllt, die einen Infekt begünstigen:
verminderte Schwellfähigkeit und geringe Durchblutung des Gewebes.
Besonders bei erhöhtem Tonus im Analkanal werden Darminhalt
und Keime in die Einmündungsstelle der Drüsen hineingepreßt.
Menschen mit niedriger oder fehlender Sphinkterkraft, z. B. Kinder,

Ältere und Inkontinente, erkranken deshalb kaum an einem anorektalen Fistelleiden. Da die anale Abschlußkraft beim Mann normalerweise höher als bei der Frau ist, entsteht beim männlichen Geschlecht häufiger eine Analfistel.

Für die Entzündung einer Proktodealdrüse bestehen an ihrer Einmündungsstelle in eine Krypte die gleichen pathogenetischen Voraussetzungen, wie wir sie von der Appendizitis, der Diverticulitis coli und von einem Panaritium kennen. Die zottenartigen Reste der Proktodealmembran verändern sich in der Frühphase der Entzündung zu hyperplastischen Papillen, die, um die Krypte gruppiert, das Bild einer hyperplastischen Papillitis ergeben können. Im weiteren Verlauf des Infekts verhärten die Kryptenzone und der gesamte Analkanal. Der submuköse Raum wird fibrotisch umgewandelt. Die Ausbreitung des Entzündungsherds ist jetzt determiniert. Dem Drüsenschlauch und fibromuskulären Strukturen als Leitschienen entlang dringt der Infekt in das perianale oder ischiorektale Fettgewebe, bildet hier einen Eiterherd und perforiert die perianale Haut. Es ist eine Röhrenfistel entstanden. Diese könnte theoretisch ausheilen. Da aber mit jeder Stuhlentleerung durch den verhärteten Analkanal erneut Darminhalt unter Überdruck in die Fistelquelle gelangt, wird die Entzündung ständig unterhalten.

Gelegentlich werden in Analfisteln Koprolithen gefunden. Man vermutete daher, daß Fremdkörper aus dem Darminhalt, z. B. kleine Knochenpartikel, Ursache des Fistelleidens wären. Nach unseren Beobachtungen ist ein Corpus alienum selten für die Entwicklung einer Fistel verantwortlich. Auch nach submuköser Injektionsbehandlung von Hämorrhoiden kann eine Analfistel auftreten. Diese Analfisteln haben einen „irregulären" Verlauf. Sie entstehen nicht im Bereich der Kryptenzone durch eine entzündete Proktodealdrüse, sondern durch eine zu tief gesetzte intermuskuläre Injektion einer kräftigen Verödungslösung (bei Verwendung von Phenolmandelöl und Phenolerdnußöl ist diese Komplikation nicht bekannt). Diese Analfisteln sind meist unheilbar und zerstören das Kontinenzorgan.

Bei einer Enteritis granulomatosa (Crohn), aber auch bei einer Colitis ulcerosa werden auffallend häufig Analfisteln beobachtet. Sie können wie eine gewöhnliche Fistel von einer Krypte ausgehen oder seltener translevatorisch von einer entzündeten Dünndarmschlinge

Tabelle 2. Verteilung der anorektalen Abszesse und Fisteln

1. Intermuskulär	80%
2. Ischiorektal	15%
3. Subkutan, submukös	4%
4. Pelvirektal	1%

kommen (s. auch Kap. 14). Eine tuberkulöse Infektion ist selten. In unserem Krankengut liegt ihr Anteil unter 1%.

Chirurgische Pathomorphologie der anorektalen Abszesse und Fisteln

Die vielen Varianten des anorektalen Fistelleidens können hier nur kurz skizziert werden. Eine detaillierte Information muß den einschlägigen Fachbüchern entnommen werden.

Am häufigsten begegnen wir der intermuskulären Verlaufsform. Viele der früher als subkutan klassifizierten Entzündungen gehören dieser Gruppe an. Ischiorektale und vor allem pelvirektale Fisteln sind weitaus seltener (Tabelle 2). Selektionsbedingt sieht ein Spezialist die seltenen Fistelvarianten allerdings oft häufiger.

Intermuskuläre Fisteln und Abszesse

Der Entzündungsweg verläuft hier von der Infektionsquelle im Bereich der Kryptenlinie durch den inneren Schließmuskel zum intermuskulären Spatium (Abb. 29). Entlang den longitudinalen Muskelfasern kann die Entzündung seltener nach kranial, wesentlich häufiger jedoch nach kaudal durch die Muskelsepten des subkutanen und superfiziellen äußeren Schließmuskels ziehen.

Zwischen den fibrösen Ausläufern des M. corrugator ani entwickelt sich unter der perianalen Haut ein Abszeß im relativ dichten subkutanen Fettgewebe (Abb. 30). Ist der Entzündungsweg nahe der Analöffnung zwischen innerem Schließmuskel und subkutanen äußerem Schließmuskel ausgebildet, so entsteht zunächst ein marginaler Abszeß. Entwickelt sich die Entzündung in einem weiteren Abstand von der Analöffnung, aber noch im Bereich des dichten subkutanen

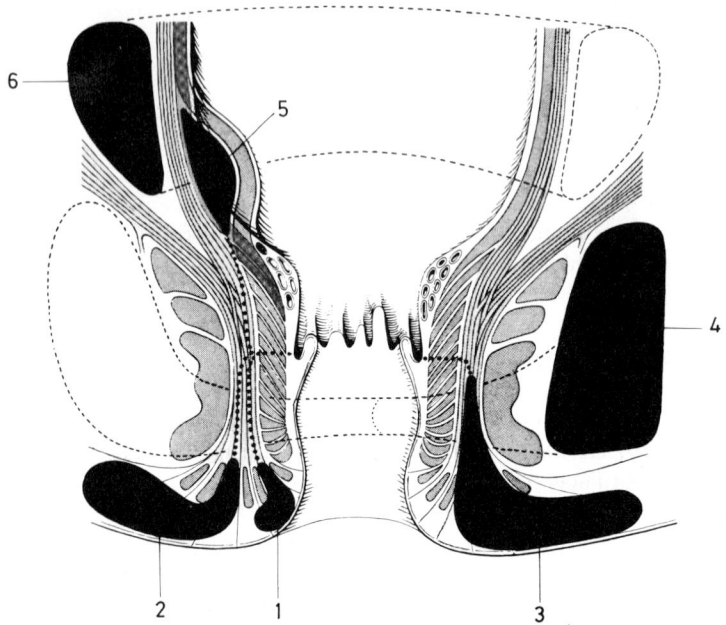

Abb. 30. Schema der anorektalen Abszesse. *1* Marginaler Abszeß, *2* perianaler Abszeß, *3* ausgedehnter intermuskulärer Perianalabszeß, *4* ischiorektaler Abszeß, *5* hoher intermuskulärer Abszeß, *6* pelvirektaler Abszeß

perianalen Fettgewebes, bezeichnet man dies als einen perianalen Abszeß. Er kann kokzygeal ausgebildet sein und neben der Analöffnung ein- oder doppelseitig im perianalen Spatium gelegentlich bis zum Damm gelangen. Ein perianaler Abszeß, der perineal entstanden ist, breitet sich jedoch nahezu immer nur nach ventral in Richtung der Skrotalwurzel oder der Labien aus. Einen nach dorsal ziehenden Verlauf dieser perinealen Abszesse beobachteten wir nie.

Sehr selten gelangt der Infekt im intermuskulären Spalt nach kranial. Zwischen Ring- und Längsmuskulatur entwickelt sich dabei ein Abszeß oberhalb der Kryptenlinie, meist nahe der Anorektallinie oder im unteren Abschnitt der Rektumampulle. Es besteht ein sog. hoher intermuskulärer Abszeß, der oft fälschlicherweise als submuköser Abszeß bezeichnet wurde (Abb. 30).

Alle diese Abszesse sind die Vorläufer einer intermuskulären Analfistel. Diese akuten Infektionen können spontan perforieren oder werden bei rechtzeitiger Diagnose breit eröffnet. In jedem Fall aber entsteht eine chronische Eiterung, die Fistel. Sie ist selbst bei einer zureichenden Abszeßentleerung unvermeidlich und muß später einer weiteren operativen Behandlung zugeführt werden.

Die äußere Fistelöffnung dieser intermuskulären Infektionsprozesse ist nie weiter als 3 cm von der analen Öffnung entfernt (Abb. 31). Die Fasern des M. corrugator ani begrenzen eine weitere Ausbreitung des Infekts. Sie sind die natürlichen Grenzen dieses Infektionswegs. Gewöhnlich ist der Fistelgang dieser intermuskulären Analfisteln kurz und leicht geschwungen. Lange subkutane Fistelgänge sind seltener. Ihre korrekte Sondierung zur inneren Fistelöffnung ist häufig sehr schwierig. Nicht selten bestehen mehrere äußere Fistelöffnungen, die aber alle nur über einen sphinkterdurchbohrenden Hauptgang mit der inneren Infektionsquelle kommunizieren (Abb. 30). Die innere Fistelöffnung ist meist in einer Kryptentasche verborgen. Sie kann von Granulationsgewebe bedeckt sein, das als kleiner Pfropf ins Lumen ragt. Manchmal besteht ein Narbenfleck, in dem ein oder mehrere punktförmige Öffnungen liegen. In vielen Fällen ist jedoch die innere Fistelöffnung aufgrund ihrer trichterförmigen Einziehung im Bereich der Kryptenzone mit dem bloßen Auge zu erkennen. Gelegentlich findet man diese narbige Einziehung der inneren Fistelöffnung etwas unterhalb, seltener sogar etwas oberhalb der Kryptenzone. Die Kryptenlinie ist dann auf diesem schmalen Segment des Analkanals zu einer Narbenplatte umgewandelt.

Im Fistelgang befindet sich lockeres braunrötliches Granulationsgewebe. Manchmal enthält das Gangsystem Kotbeimengungen, dickrahmigen Eiter, Haare oder sehr selten einen Kotstein. Der Fistelgang ist im allgemeinen von einem derben fibrösen Gewebe umgeben, weshalb ein Fistelgang gewöhnlich bei der Untersuchung getastet werden kann. Eine Epithelauskleidung fehlt nahezu immer in den Fistelkanälen.

Die intermuskulären Fisteln können blind enden. So kann die äußere Fistelöffnung fehlen, wenn sich der Infekt über die innere Fistelöffnung entleert. Man bezeichnet diese Variante als blinde innere untere intermuskuläre Fistel. Bei einer blinden äußeren Fistel

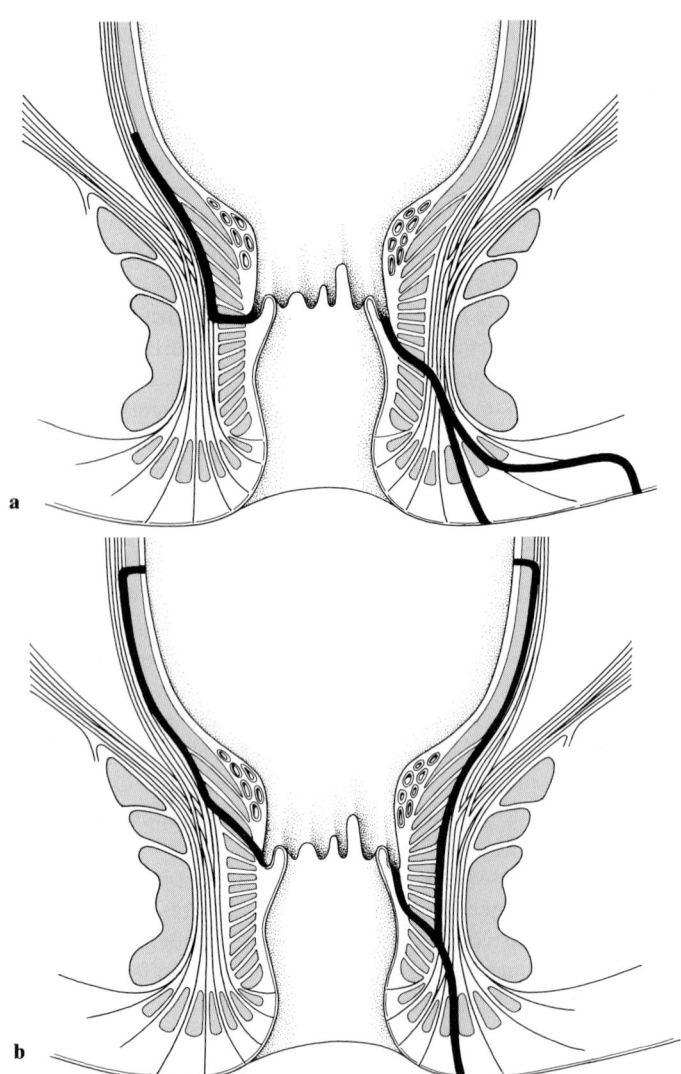

Abb. 31. a Intermuskuläre Analfisteln. *Links* eine blinde, hohe innere Fistel; *rechts* eine komplette äußere Fistel. **b** Intermuskuläre Fisteln. *Links* eine komplette hohe innere Fistel; *rechts* seltene Kombination einer inneren und äußeren Fistelverzweigung

56

besteht zum Zeitpunkt der Untersuchung keine innere Fistelöffnung. Die Kryptenzone ist völlig unauffällig und weich.

Der hohe intermuskuläre Abszeß hat nach spontaner Perforation in das Rektum eine hohe innere intermuskuläre Fistel zur Folge (Abb. 31 b). Gelegentlich kann diese kraniale intermuskuläre Verzweigung aber auch blind enden (Abb. 31 a). Der Fistelgang verläuft aber immer zwischen Ring- und Längsmuskulatur. Diese Fisteln werden oft übersehen und bestehen lange Zeit. Durch den chronischen Infekt verliert die Rektummuskulatur und besonders der anorektale Übergang seine Elastizität. Es kann eine Rektumstenose entstehen.

Ischiorektale Abszesse und Fisteln

Wenn die anorektale Infektion anlagebedingt über die Proktodealdrüse durch beide Sphinktersysteme in das ischiorektale Spatium gelangt, bildet sich in dem lockeren Fettgewebe eine Abszeßhöhle aus, die kranial vom Levator und kaudal vom transversalen, perianalen Septum begrenzt wird (Abb. 30 u. 32). Die laterale Grenze des ischiorektalen Abszesses bildet die Faszie des M. obturatorius internus, medial wird der ischiorektale Raum durch die Fascia pelvis parietalis interna und die Sphinkteren abgeschlossen. Beide Ischiorektalgruben kommunizieren durch eine natürliche Lücke im Ligamentum anococcygeum (Courtney 1950), (Abb. 12). Ein ischiorektaler Abszeß kann, im Gegensatz zu einem perianalen Abszeß, lange Zeit bestehen bis er klinisch erkannt wird.

Die meisten ischiorektalen Entzündungen entstehen im Bereich der hinteren Ischiorektalgrube. Ausgangspunkt der Abszesse ist eine Proktodealdrüse, die von einer Krypte im Bereich der hinteren Kommissur entspringt. Die Infektionsquelle liegt nicht immer genau in der Medianlinie bei 6 Uhr; auch Krypten bei 7 oder 5 Uhr können die Infektionsquelle enthalten.

Das lockere ischiorektale Fettgewebe ist wenig durchblutet. Dies begünstigt einen ausgedehnten Infektionsbefall. Meist werden große Teile des ischiorektalen Fettgewebes nekrotisch. Mit fortschreitender Entzündung stößt die Eiterhöhle an ihre natürlichen Grenzen. Der Infekt breitet sich in die kontralaterale Ischiorektalgrube aus

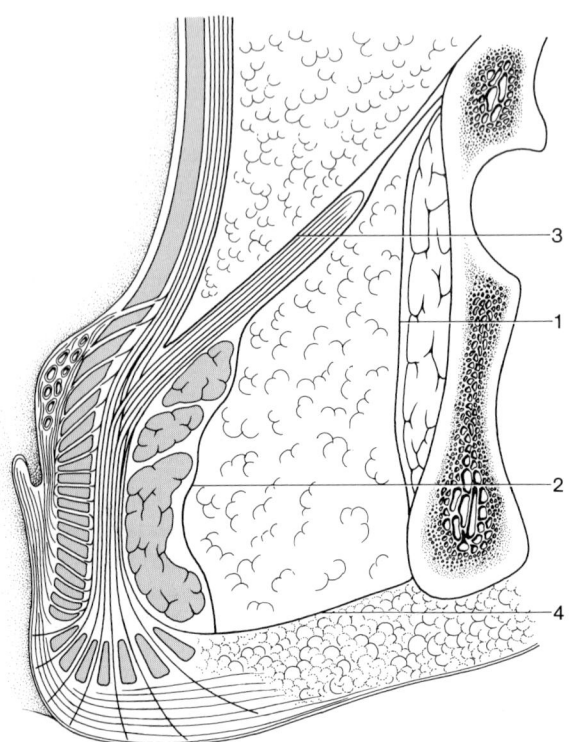

Abb. 32. Frontalschnitt durch die Ischiorektalgrube. *1* Faszie des M. obturator internus, *2* Fascia pelvis parietalis externa, *3* Fascia pelvis parietalis interna, *4* Septum transversale (es trennt das dichte perianale Fett vom lockeren ischiorektalen Fett)

und dringt durch das Septum transversale zur perianalen Haut vor. Hier perforiert er, unbehandelt, 4–5 cm von der Anokutanlinie entfernt die perianale Haut. Gewöhnlich finden wir die äußere Fistelöffnung im Bereich der hinteren Analkommissur. Manchmal perforiert zuerst die Abszeßhöhle auf der Kontralateralseite. Gelegentlich findet man bereits auf beiden Seiten äußere Fistelöffnungen, hauptsächlich wenn es sich um rezidivierende ischiorektale Infektionen handelt. Selten kann die ischiorektale Infektion durch die Levatormuskulatur in den pelvirektalen Raum penetrieren. Der Befall

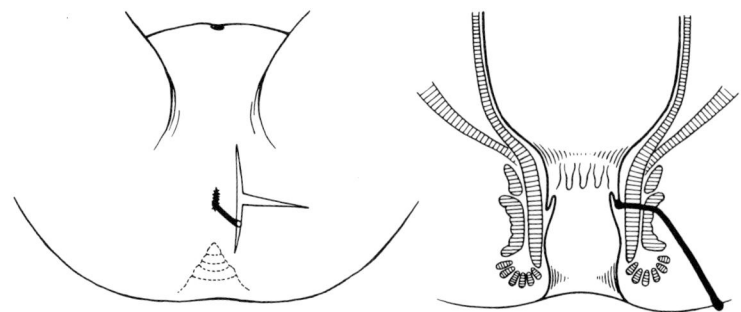

Abb. 33. T-förmige Inzision eines ischiorektalen Abszesses *(links)*. Anschließend entsteht eine gerade Ischiorektalfistel *(rechts)*

der vorderen Ischiorektalgrube von einer dorsal gelegenen Infektionsquelle aus ist ungewöhnlich. In 20% der Fälle beobachtet man jedoch von einer perinealen Infektionsquelle aus einen vorderen ischiorektalen Abszeß. Die verursachende Proktodealdrüse liegt im allgemeinen in einer Kryptentasche bei 12 Uhr. Der Infekt kann in diesen Fällen bis zur Skrotalwurzel oder in die Vagina ziehen.

Für die Entwicklung einer Ischiorektalfistel gilt das gleiche wie vorher von den intermuskulären Fisteln beschrieben. Der Fistelgang zieht hier durch den inneren und die äußeren Schließmuskeln quer durch das lockere ischiorektale Fettgewebe (Abb. 33 u. 34). Am häufigsten gelangt der Fistelkanal zwischen profunden und superfiziellen äußeren Schließmuskeln in die Ischiorektalgrube. Der weitere Verlauf des Fistelgangs hängt von der Lokalisation der äußeren Perforationsstelle ab. Liegt die äußere Fistelöffnung nahe an der hinteren Kommissur, so zieht der Fistelgang in einem leichten Bogen durch die Ischiorektalgrube. Nicht selten liegt der Gang tief unter dem Levator und gelangt in einem weiten Bogen durch die Ischiorektalgrube zur perianalen Haut. Wenn diese Gangverzweigung auf beiden Seiten der Ischiorektalgrube vorhanden ist, spricht man von einer hufeisenförmigen Fistel. Diese Fisteln haben 2 oder mehrere äußere Fistelöffnungen, die 5 und mehr Zentimeter von der Anokutanlinie entfernt sind. Die äußeren Fistelöffnungen sind meist bräunlich pigmentiert. Manchmal werden sie durch ein dünnes Epi-

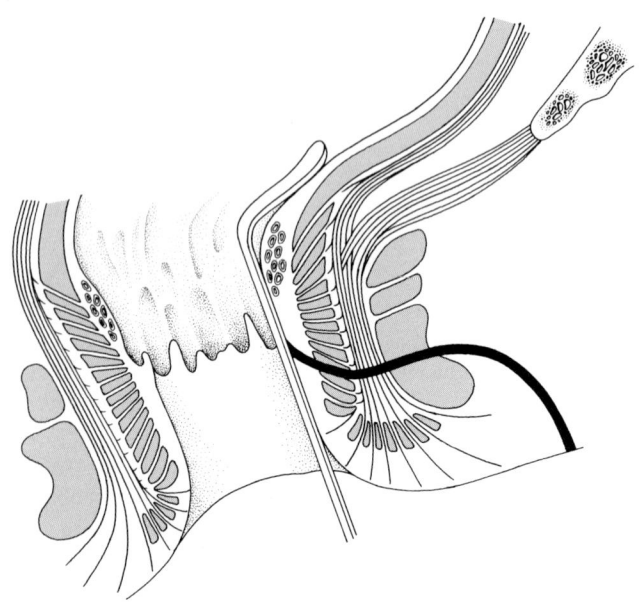

Abb. 34. Ein in den Mastdarm eingeführter Spatelhaken zeigt den Abstand der inneren Fistelöffnung von der Anorektallinie (hier bei einer Ischiorektalfistel)

thelhäutchen verschlossen. Die ischiorektalen Fistelgänge können meist nicht palpiert werden. Ihr tiefer Verlauf verhindert eine bidigitale Untersuchung.

Submuköse, subkutane Abszesse und Fisteln

Selten zieht eine Proktodealdrüse nicht in den intermuskulären Raum, sondern in die submuköse oder subkutane Schicht des Analkanals. Sie liegt dann vor dem inneren Schließmuskel. Eine Entzündung der so verlaufenden Drüse führt zu einem subkutanen oder submukösen Abszeß.
Der subkutane Abszeß liegt unter der dünnen schmerzenden Analkanalhaut. Er wird in der Praxis kaum beobachtet, da die dünne Epi-

theloberfläche schnell zerreißt. Eine schmerzhafte Ulzeration ist die Folge. Dieses Ulkus heilt spontan ab. Selten entwickelt sich aus einem derartigen Eiterherd eine subkutane Fistel, die direkt unter der Analkanalhaut zum äußeren Afterrand zieht. Blinde äußere und blinde innere Fisteln können dabei entstehen.

Ein submuköser Abszeß entsteht entweder als Folge einer Verödung oder durch eine in der submukösen Schicht nach kranial ziehende Proktodealdrüse. Letzteres wird in der Praxis fast nie beobachtet. Der submuköse Abszeß nach Hämorrhoidenverödung ist ebenfalls selten. Er wird meist nach Anwendung von kräftigen Verödungslösungen beobachtet. Meist entsteht eine Nekrose der Schleimhaut und anschließend ein Ulkus. Diese Entzündung heilt ebenfalls ohne operative Behandlung. Die irregulären Abszesse durch zu tiefe intermuskuläre Injektionen wurden bereits zu Anfang dieses Kapitels besprochen.

Pelvirektale Abszesse und Fisteln

Diese Lokalisation eines anorektalen Infekts ist sehr selten. Die Ursachen können entzündete pararektale Lymphknoten, eine fortgeleitete intermuskuläre oder ischiorektale Infektion sein. Daneben kann eine pelvirektale Infektion durch eine Pfählungsverletzung oder durch eingedrungene Fremdkörper ausgelöst werden. Der pelvirektale Abszeß liegt supralevatorisch neben der Rektumwand (Abb. 30). Er wird spät diagnostiziert. Der pelvirektale Abszeß kann durch die Rektumwand perforieren. Es entsteht dann eine blinde pelvirektale Fistel. Dringt der Eiterherd durch die Levatorplatte zur perianalen Haut vor, so entsteht eine blinde äußere pelvirektale Fistel.

Als eine vollkommene pelvirektale Fistel bezeichnen wir die Fisteln, die ihre innere Öffnung im Bereich der Rektummukosa haben und translevatorisch durch die Ischiorektalgrube zur äußeren Haut ziehen.

Daneben können ischiorektale Fisteln einen blinden pelvirektalen Fistelgang besitzen. Dieser pelvirektale Fistelgang zieht durch eine Levatorlücke neben der Medianlinie nach kranial. Der Fistelgang liegt dicht unter der Rektumwand. Eine eingeführte Sonde ist leicht unter der Muskulatur zu tasten.

Die hohen rektovaginalen Fisteln können nach einer schweren Geburt, nach einem gynäkologischen Eingriff oder nach einer Bestrahlung der Beckenorgane auftreten. Die Rektumvorderwand ist über eine kurzstreckige Röhrenfistel mit der Hinterwand der Vagina verbunden. Der Durchmesser des Fistelkanals kann sehr variieren. Rektovaginale Fisteln nach Bestrahlung sind häufig sehr groß. Meist besteht gleichzeitig eine Proktitis radiologica (s. auch S. 154).

Die tiefen rektovaginalen Fisteln sind in der Regel Folge einer Verletzung (Trauma, Operation). Der Fistelgang ist hier ebenfalls nur kurzstreckig und verläuft geradlinig zwischen Rektumvorderwand und Scheidenhinterwand. Er liegt immer oberhalb des Schließmuskelapparats.

Die anovestibulären Fisteln entstehen am häufigsten nach einem operativ versorgten Dammriß. Der Fistelgang zieht von der hinteren Kommissur der Vagina durch die Sphinkteren zur Vorderwand des Analkanals. Der Gang kann geradlinig beide Organe verbinden. Nicht selten verzweigt er sich im Dammbereich, wobei ein Gang perineal mit einer äußeren Fistelöffnung mündet oder er verzweigt sich im Bereich der Sphinkteren, um mit mehreren Fistelöffnungen den Analkanal zu erreichen.

Klinik und Diagnose

Die Diagnose einer anorektalen Infektion ist in den meisten Fällen leicht. Abszesse verursachen Schmerzen, Schwellung, Rötung und Fieber. Bei den häufigen intermuskulären und perianalen Eiterherden werden diese Symptome rasch gedeutet. Klagt ein Patient über heftige Schmerzen in der Analregion und ist eine gerötete Vorwölbung mit glänzender Haut perianal zu sehen, ist die Diagnose eines perianalen Abszesses eindeutig. Ein intermuskulärer Abszeß in Höhe der Anorektallinie und darüber wird erst durch die palpable Fluktuation erkannt. Schmerzen können fehlen oder sind nur gering vorhanden.

Bei einem ischiorektalen Abszeß stehen toxische Symptome häufig im Vordergrund. Schwellung und Rötung fehlen in den Anfangsstadien. Der Patient fühlt sich schlapp, er hat oft hohes Fieber. Daneben können Druckgefühle im Mastdarm und Harnsperre auftreten. Im weiteren Verlauf tritt ein Analödem auf, das auf den tiefen ischiorektalen Abszeß hinweist. Die perianale Haut wird glänzender und ist zunehmend verhärtet. Bei der rektalen Untersuchung tastet man eine große schmerzhafte Schwellung außerhalb des Analkanals. Sie kann ein oder doppelseitig vorhanden sein. Meist wird auch die innere Fistelöffnung als tiefe narbige Einsenkung an der Hinterwand des Analkanals getastet.

Der pelvirektale Abszeß wird, wie schon erwähnt, häufig sehr spät entdeckt. Fieber und dumpfe Schmerzen im Bereich des Mastdarms bestehen länger. Die rektale Untersuchung deckt eine Infiltration oder Vorwölbung oberhalb der Anorektallinie auf. In unklaren Fällen ist hier der Versuch berechtigt, durch eine Punktion mit einer Saugspritze den Eiterherd abzuklären. Kann unter digitaler Führung ein Eiterherd aspiriert werden, so ist die Diagnose eines pelvirektalen Abszesses gesichert. Diese Untersuchung wird in Narkose durchgeführt und sollte bei positivem Ausgang die operative Therapie sofort nach sich ziehen.

Hat sich nach spontaner Perforation oder Inzision eines Abszesses eine Fistel ausgebildet, so ist die äußere Fistelöffnung gut sichtbar. Im Bereich einer braunrot gefärbten Haut nahe der Afteröffnung findet man eine kleine narbige oder granulierte Stelle. Manchmal sieht man in der Fistelöffnung graurotes Granulationsgewebe.

Die Patienten klagen über Ausfluß, eitrig-seröse Sekretion, die gelegentlich mit Blut vermischt ist. Die ständige Feuchtigkeit der Analregion führt zur Hautreizung und Juckreiz. Die Darmentleerung ist unverändert.

Die Untersuchung des Anus entdeckt die äußere Öffnung. In manchen Fällen wird sie durch radiäre Hautfalten bedeckt. Gelegentlich ist die äußere Öffnung von einem dünnen Häutchen bedeckt. An der bräunlich dunkel pigmentierten Haut kann der erkrankte Bezirk erkannt werden. Ein Analekzem deutet auf eine länger bestehende Eiterung aus der Analfistel hin.

Bei der digitalen Untersuchung kann man in vielen Fällen den Fistelgang im perianalen Gewebe tasten. Die häufigen intermuskulären Fisteln sind, wie beschrieben, von einem derben Bindegewebe umgeben und meist leicht zu palpieren. Ischiorektale Fistelgänge können dagegen weniger deutlich durch die Palpation erkannt werden. Die Ischiorektalgrube ist gewöhnlich induriert. Konnte bei der Untersuchung auch die innere Fistelöffnung als narbiges Knötchen oder trichterförmige Einziehung getastet werden, so hat man in der Regel bereits alle nötigen Hinweise, um die Diagnose Analfistel zu stellen. Die häufig geübte Untersuchung mit einer Sonde erbringt nur selten eine zusätzliche Erkenntnis. Sie ist schmerzhaft und kann das Fistelgangsystem verletzen. Wir meinen daher, daß sich in den meisten Fällen die Untersuchung mit der Sonde erübrigt.

Manchmal bereitet die Abgrenzung eines Pilonidalsinus oder einer Pyodermia fistulans sinifica von einer Analfistel Schwierigkeiten. Sorgfältige palpatorische Untersuchung des Analkanals und evtl. vorsichtige Sondierung mit einer dünnen Knopfsonde klärt hier den tatsächlichen Fistelverlauf.

Eine proktoskopische und rektoskopische Untersuchung sollte niemals unterlassen werden. Der Nachweis einer schweren Colitis ulcerosa oder eines Rektumkarzinoms hat eine andere operative Behandlung als bei einer alleinigen Fistel zur Folge. Drittgradige Hämorrhoiden können gleichzeitig mit der Fisteloperation saniert werden. Ein Rektumpolyp könnte ebenfalls in einer Sitzung entfernt werden.

Vielfach werden Analfisteln durch eine Kontrastmittelinjektion dargestellt. Im allgemeinen ist eine radiographische Darstellung einer regulären Analfistel überflüssig. Nur bei atypischen Fistelverläufen kann eine radiologische Untersuchung von Nutzen sein, so z.B. bei der Aufklärung einer Osteomyelitis, die vom Tuber ossis ischii ausgeht. Eine Magen-Darm-Passage und ein Kolonkontrasteinlauf ist dann indiziert, wenn klinische Hinweise für das Vorliegen einer Enteritis regionalis (Crohn) oder einer Colitis ulcerosa bestehen.

Behandlung

Abszeß

Wenn die Diagnose eines anorektalen Abszesses erhoben wurde, sollte die Eröffnung des Eiterherds ohne Verzögerung folgen. Die putride Einschmelzung des Gewebes erfolgt in der anorektalen

Region frühzeitig. Ein Aufschub des erforderlichen operativen Eingriffs ist nicht gerechtfertigt. Die Annahme einer unzureichenden Eiterformation oder gar die Hoffnung auf Rückbildung der Entzündung verhindert die baldige Entlastung des Abszesses und die rasche Beseitigung der akuten Beschwerden.

Zwei Möglichkeiten der operativen Behandlung während des akuten Infektionsstadiums stehen uns zur Verfügung. Bei der einzeitigen Operationsmethode wird nicht nur der Abszeß sondern auch der sphinkterdurchbohrende Fistelgang mitsamt der inneren Infektionsquelle freigelegt. Die zweizeitige Behandlung des anorektalen Infekts drainiert zunächst nur den akuten Eiterherd. Nahezu unvermeidlich ist die anschließende Entwicklung einer Analfistel als Ausdruck der weiterbestehenden chronischen Entzündung.

Die zweizeitige Operation der anorektalen Infekte ist ein praktisches Verfahren, das zur Zeit am meisten angewandt wird. Ein oberflächlicher, marginaler Abszeß kann unter lokaler Betäubung eröffnet werden. Die Behandlung dieses Infekts ist ambulant möglich. Alle anderen Abszesse sollten in Allgemeinnarkose gespalten werden. Anschließend ist eine kurzfristige stationäre Behandlung erforderlich. Die Inzision des Abszesses sollte an der Stelle erfolgen, wo der Eiterherd der Hautoberfläche am nächsten liegt. Der Schnitt muß so lang sein, daß eine ausreichende Ableitung des Eiters möglich wird. Die Schnittführung sollte eine trichterförmige, nach außen klaffende Wunde erzeugen. Bei kleinen Abszessen, die nahe an der Analöffnung liegen, reichen ovaläre Inzisionen aus. Ein ischiorektaler Abszeß wird günstiger durch einen T-förmigen Schnitt offengehalten (Abb. 33). Die Kanten und Ecken des T-Schnitts sind nekrosegefährdet und sollten abgetrennt werden. Abzulehnen sind Gummidrainagen der Abszeßhöhle. Das gleiche gilt für die häufig geübte Gegeninzision mit Einlage einer Gummilasche. Die Eröffnung der kontralateralen Ischiorektalgrube ist nur dann angebracht, wenn feststeht, daß sich der Infekt auch auf die andere Seite ausgebreitet hat. Allerdings genügt in diesem Fall auf der Kontralateralseite eine kleinere Inzision. Nachdem der Eiterherd entleert ist, werden die Abszeßhöhle und die stark durchblutenden Wundränder mit in Tannin-Rivanol getränkter Gaze austamponiert. Der Gazestreifen wird nach 1–2 Tagen wieder entfernt. Die Tannin-Rivanol-Lösung dient zur Blutstillung des hyperämischen Wundgebiets. Außerdem wirkt sie stark desinfizierend. Die weitere Wundbehandlung erfolgt nach den allgemeinen Richtlinien, wie sie in Kap. 5 dargestellt worden sind.

In 80-90% der Fälle heilt die Inzisionswunde bis auf ein kleines Loch zu. Es ist die äußere Fistelöffnung, die über einen Fistelgang mit der inneren Infektionsquelle in Verbindung steht. Nach etwa 3-4 Monaten ist die endgültige Sanierung der Analfistel möglich. In jedem Fall sollte bei einem zweizeitigen Vorgehen dem Patienten dieser Verlauf geschildert werden.

Die zweizeitige Behandlung des Fistelleidens ist sicherer. In vielen Fällen ist ja im akuten Entzündungsstadium die Fistelquelle verschwollen und nur schwer oder gar nicht sondierbar. Ist dies der Fall, sollte auf eine gewaltsame Sondierung des Fistelgangs unbedingt verzichtet werden. Die Schaffung eines falschen Gangs und eines komplizierteren Fistelrezidivs wäre die unausbleibliche Folge. Die einzeitige Operation ist nur dann empfehlenswert, wenn der sogenannte Quellgang mühelos gefunden werden kann.

Abszeßrezidive entstehen durch eine zu kleine Inzision oder durch eine verspätete Fistelspaltung. Aber auch bei korrekter Freilegung eines Analabszesses kann es innerhalb weniger Wochen zu einem Wundverschluß ohne Fistelbildung kommen. Wir beobachten dies nicht selten bei den perinealen Fisteln. Durch die narbige Induration des Dammgebiets und der Sphinkteren kann ein Rezidivabszeß in dieser Region dann jedoch häufig auch im akuten Stadium einzeitig gespalten werden. In diesen Fällen sind meist die Infektionsquelle und die schuldige Krypte leicht zu finden.

Die Notwendigkeit einer systemischen Antibiotikatherapie ist selten gegeben. Nur bei Patienten mit einer anergen Abwehrsituation (z. B. durch Zytostatikabehandlung) kann ein Breitbandantibiotikum erwogen werden. Die Therapie dieser Patienten wird dann am besten gemeinsam mit dem behandelnden Internisten besprochen.

Fistel

Analfisteln sind Röhrenfisteln, die spontan nicht ausheilen, weil sie ständig unter hohem Druck mit Darminhalt gefüllt werden. Allein die chirurgische Behandlung ist erfolgversprechend. Die breite, großzügige Freilegung des Fistelgangsystems bis zur inneren Infektionsquelle ist nach unseren Erfahrungen die einzige Möglichkeit diese anorektale Infektion sicher zu sanieren. Da die Fistelgänge zu einem großen Teil immer bestimmte Abschnitte des Schließmuskelapparats kreuzen, fürchten viele Operateure, durch die komplette Spaltung des Fistelkanals eine Inkontinenz zu erzeugen. Es ist jedoch nachgewiesen, daß bis zu ⅘ des vegetativen und animalischen Sphinkters durchtrennt werden können, ohne daß der Abschluß in irgendeiner Weise auf Dauer gestört ist (Stelzner 1976). In manchen besonders gelagerten Fällen können sogar noch weitere Anteile der Schließmuskeln gespalten werden, und dennoch bleibt das kontraktile Abschlußsystem ausreichend geschont Andererseits soll hier vor einer bedenkenlosen Durchtrennung dieser Teile des Kontinenzorgans gewarnt werden. Manchmal kann ein kontinenzschonendes Vorgehen nur durch eine zweizeitige Fistelspaltung erreicht werden. Niemals darf aber das gesamte Muskelsystem mit dem Beckenboden durchschnitten werden. Es resultiert dann eine totale, irreparable Inkontinenz. Kompliziert verlaufende Analfisteln sollten deshalb durch einen auf diesem Gebiet erfahrenen Operateur behandelt werden.

Keine Schwierigkeiten bereiten dagegen im allgemeinen die häufigen intermuskulären Analfisteln. Sie können bei einiger Übung und Beachtung der besonderen pathologischen und chirurgischen Anatomie ohne Sorge um die Kontinenz gespalten werden. Im folgenden sollen einige Richtlinien der Fistelspaltung, wie wir sie durchführen, dargestellt werden.

Der Patient wird in Vollnarkose in die Steinschnittlage gebracht. Nach Rasur der Anogenitalregion und Jodierung werden das Analspekulum eingeführt und die innere Fistelöffnung gesucht. In den Fällen, wo die innere Fistelöffnung nicht sicher mit dem bloßen Auge erkannt wird, hilft die vorsichtige Untersuchung der Krypten mit einer speziellen Hakensonde. Nur wenn die Sondierung mühelos vorgenommen werden kann, ist der Fistelkanal sicher aufgefunden. Gewaltsames Bohren ist immer zu vermeiden. Fisteln, die noch nicht anoperiert wurden, können aber ebensogut auch von der äußeren Öffnung bis in den Analkanal sondiert werden. Findet man weder mit der Hakensonde noch mit der Knopfsonde von außen die innere Fistelöffnung, empfiehlt es sich, mit Methylenblau gefärbte

Milch über eine Spritze durch die äußere Öffnung einzuspritzen. Im allgemeinen entleert sich die blaugefärbte Milch dann über die innere Infektionsquelle. Durch Sondieren der inneren Öffnung und eventuelles Gegensondieren muß nun schrittweise der Fistelkanal aufgesucht werden.

Entleerte sich keine Milch in den Analkanal, so kann einmal eine unvollkommene äußere Fistel vorliegen oder es besteht eine pelvirektale Fistel. Letzteres kann dadurch erkannt werden, daß ein in das Rektum gelegter Streifen nach Injektion blau gefärbt ist. Eine pelvirektale Fistel darf niemals zum Analkanal gespalten werden. Hier ist ein ganz anderes Vorgehen nötig. Die Behandlung dieser komplizierten Fisteln kann im Rahmen dieses Buches nicht besprochen werden.

Innere Fistelöffnungen, die nahe der Anorektallinie münden, können mit Hilfe eines kleinen Spatelhakens eingeordnet werden. Der Haken wird an der hinteren Kommissur oberhalb des Puborektalis in den Mastdarm eingeführt. Durch Zug am Haken erkennt man den durch die Puborektalisschlinge aufgeworfenen anorektalen Knick (Abb. 34). Im allgemeinen befinden sich die inneren Fistelöffnungen im Übergang vom mittleren zum oberen Drittel des Analkanals. Der eingeführte und angezogene Haken zeigt uns die Lage der inneren Fistelöffnung zum Beckenboden. Jede innere Fistelöffnung, die oberhalb der Kryptenzone liegt ist problematisch und verdächtig. Bei der Spaltung dieser Fisteln ist größte Vorsicht geboten.

Bei den geradlinigen perinealen oder leicht gebogenen kokzygealen Fisteln wird nach Sondierung der Fistelkanal schrittweise freigelegt. Nach Anschrägen der Wundränder wird die aufgespaltene Gangstrecke etwa dreimal größer als der in situ belassene Fistelkanal (Abb. 35). Es entsteht eine pyramidenförmige Wunde, die von unten nach oben granuliert, schrumpft und epithelisiert. Die gespaltene Fistel wird damit zu einem Teil der äußeren Haut. Mehr als 90% aller von uns behandelten Fisteln können einzeitig gespalten werden. Da die Proktodealdrüsen, wie beschrieben, die Schließmuskeln nahezu immer unterhalb des oberen Viertels des Sphinkterapparates durchdringen, müssen normalerweise nicht mehr als ⅘ des Schließmuskelrings durchschnitten werden. Der Rest der glatten und quergestreiften Ringmuskulatur genügt zur Aufrechterhaltung der Kontinenz. Alle für den anorektalen Abschluß nötigen Kontinenzelemente sind

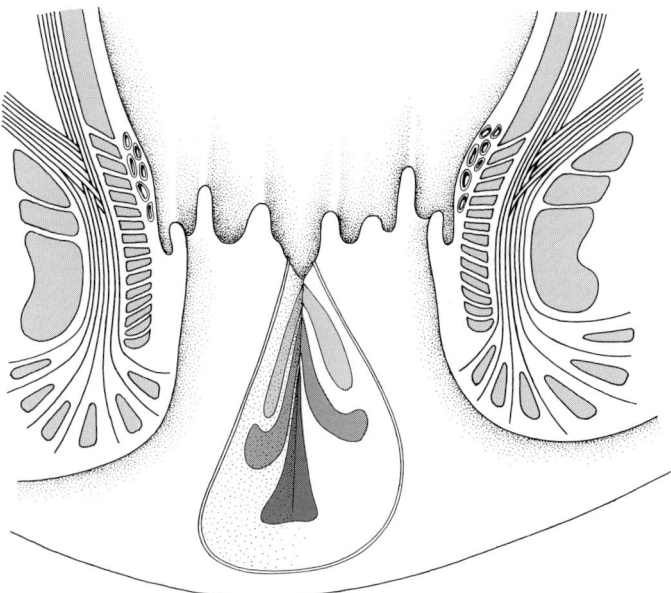

Abb. 35. Nach korrekter Fistelspaltung und Anschrägen der Wundränder entsteht eine pyramidenförmige Wunde. Der Fistelkanal ist in gesamter Länge freigelegt

vollständig erhalten (Abb. 36). Nach erfolgter Fistelspaltung wird die Wunde wie bei einem Abszeß mit einer in Tannin-Rivanol getränkten Gaze locker tamponiert. Ihre Entfernung erfolgt ebenfalls am 2. postoperativen Tag. Neben der üblichen Wundbehandlung sollte ab dem 3.–4. postoperativen Tag die anale Wunde regelmäßig (etwa in 3tägigem Abstand) vorsichtig und sanft digital gedehnt werden. Die Patienten erhalten zur Vermeidung von Schmerzen beim Stuhlgang ein Gleitmittel. Je nach Größe und Wundverhältnissen ist eine stationäre Behandlung zwischen 8 und 14 Tagen nötig.

Hohe rektovaginale Fisteln können nur durch einen abdominellen Zugang verschlossen werden. Das sicherste Verfahren ist hier eine tiefe Rektumresektion und der Verschluß der vaginalen Fistelöffnung. Tiefe rektovaginale Fisteln werden am besten durch eine Bulbocavernosus-Lappenplastik versorgt. Eine anovestibuläre Fistel

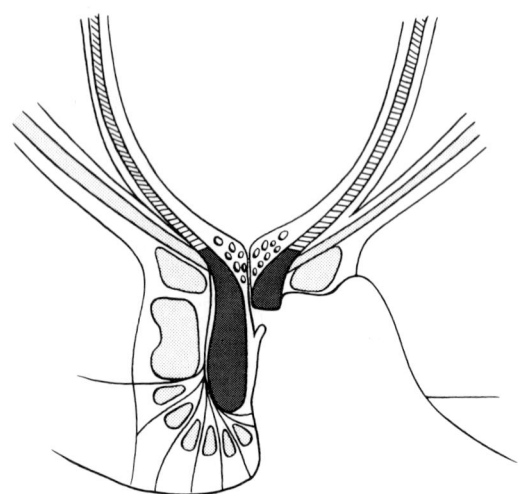

Abb. 36. Schematische Darstellung des Kontinenzorgans nach Fistelspaltung. Alle Kontinenzelemente sind erhalten

muß wie jede andere Fistel freigelegt werden. Bei Frauen kann – je nach Höhe des Fistelkanals durch den schmalen perinealen Schließmuskelring des weiblichen Analkanals – anschließend eine Kontinenzschwäche oder gar ein völliger Kontinenzverlust resultieren. Über diese Möglichkeit muß die Patientin vor der Operation aufgeklärt werden. Nach Abheilen der Fistelwunde und nach Bildung weicher Narben kann die Rekonstruktion des Sphinkterapparats durch eine Schließmuskelnaht vorgenommen werden (s. S. 160).

9 Analfissur

Dies ist eine sehr häufige Erkrankung des Analkanals, die gewöhnlich mit heftigen Schmerzen verbunden ist. Sie besteht als ulkusartiger, längs verlaufender Einriß nur im Bereich der sensiblen Analkanalhaut. Unbehandelt heilt die Fissur oft nicht aus und kann immer wiederkehrende Schmerzanfälle im Analkanal auslösen.

Ätiologie und Pathogenese

Es ist bis heute nicht eindeutig geklärt, welche pathogenetischen Vorgänge zur Ausbildung einer Analfissur führen. Einige ätiologische Momente und morphologische Hinweise sind jedoch bekannt. Ein Teil der Patienten berichtet, daß ihre analen Schmerzen im Anschluß an eine Durchfallperiode mit Einsetzen des normalen oder gar verhärteten Stuhlgangs aufgetreten seien. Durch den breiigen oder wässerigen Stuhl, verbunden mit heftigen Tenesmen, häufigem Stuhldrang und nutzlosem Pressen wird eine Muskelkontraktur der gesamten glatten Muskulatur des Analkanals (des M. sphincter ani internus, des M. canalis ani und der anorektalen Längsmuskulatur) ausgelöst. Bei Passage der wieder geformten Fäzes durch den rigiden Analkanal kommt es nun zu einem Einriß der am M. canalis ani fixierten Analkanalhaut. Der weiter persistierende Hypertonus des Internus verhindert eine ausreichende Schwellung und Durchblutung in diesem Teil des Analkanals. Die freiliegende, hochsensible Analkanalhaut kann nicht zuheilen.
Sehr häufig beobachtet man aber auch das gleichzeitige Vorkommen von Analfissur und Hämorrhoiden. In den meisten Fällen handelt es sich um zweitgradige Hämorrhoiden. In diesem Stadium des

Hämorrhoidalleidens besteht ebenfalls ein verhärteter, wenig dehn-
barer Analkanal, hervorgerufen durch die Hyperplasie des Corpus
cavernosum recti und die Hypertrophie des M. canalis ani
(s. Kap. 11).
Obstipation und Laxanzienabusus scheinen oft eher eine Folge einer
einmal aufgetretenen Analfissur zu sein. Aus Angst vor dem
schmerzhaften Stuhlgang kommt es zu einer psychogen bedingten
Stuhlverhaltung, oder die Patienten nehmen regelmäßig ein Laxativ
ein.

Pathomorphologie

Gewöhnlich ist die Analfissur etwa 1 cm lang. Sie liegt zwischen
Kryptenlinie und Linea anocutanea. Niemals reicht sie nach kranial
über die Kryptenlinie hinaus oder überschreitet die Anokutangrenze. Im Anfangsstadium ist sie als schmaler, oberflächlicher Spalt
von höchstens 0,5 cm Breite (bei Entfaltung) im nicht verhornenden
Plattenepithel des Analkanals ausgebildet (Abb. 37 a). Zwischen den
leicht geröteten, wenig angehobenen Rändern der Fissur befindet
sich ein gelb-rötliches, glattes Gewebe. Bei mechanischer Irritation
kommt es zu geringer Blutung aus den Fissurrändern.
Bereits wenige Tage nach Entstehen der Fissur entwickelt sich in vielen Fällen am kaudalen Ende eine gerötete, ödematöse Schwellung,
die sogenannte Vorpostenfalte. Sie ist von verhornendem Plattenepithel überzogen und entsteht durch den behinderten Lymphabfluß.
Die Vorpostenfalte bedeckt von außen die Fissur. Am kranialen
Ende kann sich im weiteren Verlauf der Erkrankung als Reaktion
auf die ständige Reizung der Analkanalhaut eine hypertrophe Analpapille ausbilden, die von der Analkanalhaut bedeckt ist und ebenso
wie die kaudale Hautfalte nach spontanem Abheilen der Fissur
bestehen bleibt. Eine spontane Heilung ist jedoch selten. Häufiger ist
der chronisch-rezidivierende Verlauf. Im chronischen Stadium findet man einen derb kallösen Randwall (Abb. 37 b). Die seitlichen
Ränder sind unterminiert oder wirken wie ausgestanzt. Auf dem
Boden der Fissur erscheinen nun häufig die weißlichen, zirkulären
Ringfasern des Internus. Die Hautfalte am kaudalen Ende ist schlaff
zottig vergrößert. In manchen Fällen entsteht ein nach kaudal zie-

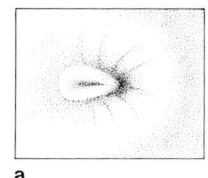 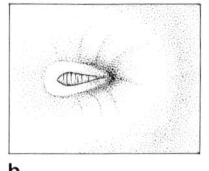

a   b

Abb. 37 a, b. Analfissur. **a** Akutes Stadium, **b** chronisches Stadium

hender Sinus, aus dem sich wenig Eiter entleert. Auch eine echte subkutane, oberflächliche Fistel mit kurzem Gang kann sich bei chronischem Verlauf hier entwickeln.

80% der Analfissuren entstehen an der hinteren Kommissur. Die Ursache dafür liegt in der hier mächtigeren Verflechtung der glatten Muskulatur des Anorektalgebiets. Der längsverlaufende M. canalis ani ist an der Hinterwand des Analkanals am kräftigsten ausgebildet. Etwa 10% der Fissuren treten an der vorderen Kommissur auf; dies hauptsächlich bei Frauen.

Bei ungefähr 5% der Fälle bestehen sowohl an der hinteren wie an der vorderen Kommissur Fissuren. Selten ist seitlich eine Fissur ausgebildet.

Analfissuren treten beim weiblichen Geschlecht etwas häufiger auf als beim männlichen Geschlecht. Alle Altersgruppen werden betroffen, jedoch besteht ein Häufigkeitsgipfel zwischen dem 40. und 50. Lebensjahr.

Klinik

Der quälende Schmerz ist das herausragende Symptom einer Analfissur. Er wird als bohrend, stechend oder brennend beschrieben und tritt während oder nach dem Stuhlgang auf. Manchmal sind die Schmerzen erst eine halbe Stunde nach der Stuhlpassage am heftigsten. Auch können sie 1-2 h nach Defäkation und selten noch länger anhalten. Als schmerzhafter Bezirk wird die Analöffnung angegeben. Ausstrahlende Schmerzen bis in den Rücken, die Beine oder die Genitalien können vorkommen. Die analen Schmerzen nach dem morgendlichen Stuhlgang können so ausgeprägt sein, daß das gesamte Allgemeinbefinden während des restlichen Tages beeinträchtigt ist. Um eine erneute Peinigung zu vermeiden, wird nicht selten die Defäkation unterdrückt. In einigen Fällen kommt es zu erheblichen psychischen Alterationen. Bei chronisch-rezidivierendem Verlauf sind die Schmerzen im Analkanal nicht so ausgeprägt.

Nach der Stuhlpassage kommt es gewöhnlich zum Abgang von wenigen Tropfen hellroten Bluts. Es wird als Auflagerung auf dem Stuhl oder dem Toilettenpapier bemerkt. Hauptsächlich bei chronischen Fissuren können als weitere, inkonstante Symptome Nässen, Juckreiz, Eiterabgang vorhanden sein.

Diagnose

Bereits die Schilderung des Patienten über starke Schmerzen beim oder kurz nach dem Stuhlgang sowie Abgang von einigen Tropfen Blut läßt die Diagnose Analfissur vermuten. Besonders bei einer akuten Fissur kann und sollte die Diagnose *allein* durch Inspektion der Analregion gestellt werden. Die schmerzhafte digitale Untersuchung des Analkanals bringt keine weitere Information. Nach Spreizen der Gesäßbacken durch die flach aufgelegten Hände kann der Anus inspiziert werden. Meist sieht man an der hinteren Kommissur eine gerötete, geschwollene Hautfalte, hinter der sich die Fissur verbirgt. Sie kann durch vorsichtiges Ziehen mit beiden Zeigefingern am Analrand entfaltet werden. Bei chronischen Fissuren ist dies unter Umständen wegen der fibrotischen Umwandlung der Hautfalte nicht möglich. Man kann dann hier entlang der vorderen Kommissur den Finger einführen und nach langsamen Drehen mit der Fingerkuppe die druckschmerzhafte Fissur tasten. Gelegentlich findet man zusätzlich noch eine hypertrophe Analpapille. Die Palpation der Fissur ist aber immer ein schmerzhafter Vorgang. Eine Unterspritzung der Fissur mit einem Lokalanästhetikum lehnen wir wegen der Gefahr einer phlegmonösen Entzündung ab. Proktoskopische und rektoskopische Untersuchungen sollte man erst vornehmen, wenn der Patient schmerzfrei ist. Es ist extrem ungewöhnlich, daß oberhalb einer Fissur ein Sigma- oder Rektumkarzinom sitzt.

Gleichzeitig bestehende Hämorrhoiden werden bei der Fissurbehandlung festgestellt und können gleich oder später entsprechend behandelt werden. Die maligne Entartung einer Fissur ist ungewöhnlich. Wir entdeckten bisher nur einmal bei einer Patientin ein Plattenepithelkarzinom in einer seit Jahren bestehenden Analfissur.

Zwei Erkrankungen des Analkanals können vom morphologischen Aspekt besonders einer chronischen Analfissur ähneln: das Analkarzinom und der luetische Primäraffekt. Nur die histologische bzw. serologische Untersuchung und der Abstrich (Dunkelfeldpräparat) ermöglichen in verdächtigen Fällen eine sichere Abgrenzung.

Im Gegensatz zur Fissur befallen das Analkarzinom und der harte Schanker alle Stellen des Analkanals. Daher sind lateral sitzende Fissuren verdächtig und besonders aufmerksam zu untersuchen.

Das Analkarzinom sitzt breit induriert und wenig verschieblich auf dem darunterliegenden Gewebe. Die Leistenlymphknoten können tastbar vergrößert sein. Der luetische Primäraffekt ist meist erhaben, Abklatschgeschwüre können vorkommen. Die Leistenlymphknoten sind vergrößert und indolent. In seltenen Fällen können auch einmal Condylomata lata eine Analfissur vortäuschen.

Behandlung

Unsere therapeutischen Maßnahmen orientieren sich hier in erster Linie an der klinischen Symptomatik sowie am Untersuchungsbefund.

Ein Teil der Analfissuren heilt spontan. Diese in der Regel oberflächlichen Verletzungen der Analkanalhaut mit geringeren Beschwerden können konservativ behandelt werden. Im Vordergrund steht dabei zunächst die Regulation der Darmtätigkeit durch eine entsprechende Kost sowie die Applikation von analgetischen oder anästhetischen Suppositorien und Salben. Die Salben sollen nicht auf die perianale Haut aufgetragen, sondern in den Analkanal eingeführt werden. Als weitere Unterstützung zur Schmerzbekämpfung erhalten die Patienten für wenige Tage ein Gleitmittel.

Eine akute Fissur mit heftigen Schmerzen sollte schnell behandelt werden. Dazu eignet sich am besten die ambulant durchführbare

Analdilatation. Eine spezielle Vorbereitung ist nicht nötig. Da wir die Dehnung in Vollnarkose durchführen, müssen die Patienten nüchtern sein. Eine Sphinkterdilatation in lokaler Betäubung kann den inneren Schließmuskel irreversibel schädigen.

Die Dehnung erfolgt in der linken Seitenlage. Nachdem beide Zeige- und Mittelfinger genügend mit Vaseline eingefettet wurden, führt man zunächst den rechten Zeigefinger an der vorderen Kommissur in den Analkanal. Anschließend schiebt man den linken Zeigefinger entlang dem rechten Zeigefinger ein und wendet dann beide Handflächen seitwärts. Unter ständigem Zug wird das Anallumen langsam geweitet, bis zusätzlich beide Mittelfinger leicht Platz haben. Die Dehnung auf vier Finger soll etwa 3–4 min anhalten. Bei der Dehnung in Vollnarkose spürt man häufig einen anfänglichen Widerstand, der sich ruckartig löst, so als ob ein Band einreißen würde.

Bei Männern kann manchmal wegen des engen Abstands zwischen den beiden Tubera ischiadica eine Dehnung in anterior-posteriorer Richtung leichter durchgeführt werden.

Eine geringfügige Blutung im Anschluß an die Dehnung kann vorkommen. Sie bedarf keiner zusätzlichen Behandlung, da sie von allein sistiert. Eine besondere Nachbehandlung ist bei dieser Dehnung nicht erforderlich. Die Patienten können nach 1 h die Klinik wieder verlassen.

Die Dehnung ist eine Behandlung für die akute, hochschmerzhafte Fissur. Rückfälle nach manueller Dehnung liegen zwischen 10% und 20%.

Zur operativen Behandlung stehen zwei Verfahren zur Verfügung. Sie kommen u. E. in erster Linie für die chronischen Fälle in Betracht. Im Gegensatz zur Dehnung sind Rückfälle hier seltener.

Das eine Verfahren ist die laterale Sphinkterotomie. Die Patienten werden am Vortag der Operation aufgenommen und erhalten abends einen Einlauf. Die Operation wird ebenfalls in Allgemeinnarkose durchgeführt. Wir bevorzugen für diese Operation die Steinschnittlagerung. Nach Desinfektion und Rasur der Analregion wird der linke Finger in den Analkanal eingeführt. Mit einer langen, feinen Kanüle wird der perianale, subkutane sowie der intermuskuläre Raum bei 3 Uhr mit einer adrenalinhaltigen Anästhesielösung (1:200000) unterspritzt. Durch eine 1 cm lange Inzision 1–2 cm von der Anokutangrenze entfernt, werden die weißlichen Fasern des Internus dargestellt und von den rosa Fasern des subkutanen Externus abgegrenzt. Durch stumpfes Präparieren in kranialer Richtung bis in Höhe der Kryptenlinie erfolgt die Lösung des Internus im intermuskulären Raum von der Longitudinalmuskulatur und im subkutanen Spatium von der Analkanalhaut. Danach wird der Internus bis zur Höhe der Kryptenlinie gespalten.

Die Inzision kann offengelassen oder durch zweier Nähte locker adaptiert werden. Anschließend wird der Analkanal durch das Spekulum betrachtet. Eine hypertrophe Analpapille oder eine Vorpostenfalte werden ebenfalls noch abgetragen. In den ersten Tagen erhalten die Patienten ein Gleitmittel.

Die zweite Möglichkeit ist die posteriore bzw. anteriore Sphinkterotomie. Sie ist zur Zeit in Deutschland gebräuchlicher. Auch hier erfolgt die stationäre Aufnahme einen Tag vor der Operation. Vorbereitung, Narkose und Lagerung entsprechen dem Vorgehen bei der lateralen Sphinkterotomie.

Die Fissurregion wird nicht unterspritzt. Nach Einführen des Spekulums werden die freiliegenden Internusfasern keilförmig bis knapp auf die Längsmuskulatur eingekerbt, und zwar in der gesamten Länge von der Kryptenlinie bis zum unteren Rand. Anschließend werden die Randwälle exzidiert, eine hypertrophe Analpapille abgetragen und bei Vorliegen eine hypertrophe Hautfalte mitentfernt. Postoperativ erhalten auch hier die Patienten ein Gleitmittel. Nach 1–2 Tagen verlassen sie wieder die Klinik. Arbeitsfähigkeit besteht etwa nach 8 Tagen.

Beide Operationen haben Vor- und Nachteile. Rezidive sind nach der posterioren Sphinkterotomie selten. Dagegen scheint die laterale Sphinkterotomie bessere funktionelle Resultate zu ergeben (Goligher 1975, Hughes u. Cuthbertson 1977). Ausgedehnte Sphinkterotomien können mit leichten bleibenden Kontinenzstörungen einhergehen. Wir bevorzugen deshalb die Dehnungsbehandlung und stellen die Indikation zur Operation sehr zurückhaltend.

10 Perianale Hämatome und Thrombosen

Häufig werden auch heute noch diese meist schmerzhaften Knoten der perianalen Region als äußere Hämorrhoiden bezeichnet. Morphologisch besteht keinerlei Zusammenhang zu dem Schwellkörper des Analkanals und damit zu den Hämorrhoiden.

Pathogenese und Pathomorphologie

Unter der Analkanalhaut ziehen von der Kryptenlinie nach kaudal viele schmallumige dünnwandige Venen und münden im Bereich der Linea anocutanea in einen stern- oder kreisförmigen Venenplexus. Der weitere Abfluß erfolgt in die Vv. rectales inferiores. Diese zarten Venen sind umhüllt von den Fasern des M. canalis ani und liegen direkt unter dem Epithel. Hauptsächlich durch kräftiges Pressen beim Stuhlgang können die Intima oder die gesamte Wand einer derartigen Vene einreißen. Wir haben aber auch perianale Hämatome bei Kolostomieträgern gesehen.
Es entsteht eine Thrombose oder ein umschriebenes Hämatom. Die dünne durchsichtige Analkanalhaut wird von einem bläulichschwarzen Knoten vorgewölbt. Am häufigsten tritt dieses Ereignis an der anokutanen Grenze auf. Das Hämatom oder die Thrombose prolabieren dann aus dem Anus. Sie liegen unter der perianalen Haut. Durch ödematöse Anschwellung des umliegenden Gewebes können bis zu pflaumengroße Vorwölbungen entstehen. In einigen Fällen findet man auch viele kleine Thrombosen unter der Analkanalhaut. Sie können perlschnurartig angeordnet sein. Die Schmerzen bei einer analen bzw. perianalen Thrombose oder einem Hämatom entstehen durch Zug an der sensiblen, hochschmerzhaften Analkanal-

haut. Nach Abheilung derartiger perianaler Hämatome oder Thrombosen bleibt oft eine Hautfalte zurück. Folge des meist ausgeprägten Lymphödems.

Klinik

Das führende Symptom ist in den meisten Fällen ein heftiger, stechender Schmerz im Analbereich. Im allgemeinen verschwinden die Schmerzen nach 3 bis höchstens 5 Tagen. Häufig berichten die Patienten zusätzlich, daß sich ein Knoten aus dem Anus vorwölbe, oder einfach, daß sie »Hämorrhoiden« haben. Sie schildern, daß dieser Schmerz plötzlich nach dem Stuhlgang aufgetreten sei. Selten können Schmerzen aber auch fehlen. Manchmal platzt der Bluterguß und es entleert sich geronnenes Blut (im Gegensatz zum hellroten Blut bei Hämorrhoiden). Die Knoten können als erbsengroße Vergrößerung unter der Analkanalhaut mit bläulich-schwarzer Verfärbung auftreten, oder, wenn sie perianal entwickelt sind, eine ausgeprägte ödematöse Schwellung der Haut hervorrufen. In einigen Fällen kann die Schwellung die Hälfte der Analzirkumferenz einnehmen. Die anamnestischen Angaben und die Inspektion erlauben eine sichere Diagnose. Obwohl die erste proktologische Untersuchung wegen der ausgeprägten Schmerzen häufig nicht vollständig möglich ist, sollte eine Rektoskopie nach Abklingen der Beschwerden erfolgen. In einigen Fällen kann für die Entleerungsschwierigkeiten beim Stuhlgang ein Rektumkarzinom verantwortlich sein.

Therapie

Eine kühlende Salbe oder Suppositorien, evtl. auch Analgetika, sind i. allg. eine ausreichende Behandlung. Der Schmerz schwindet in einigen Tagen, und das Hämatom resorbiert sich von selbst. Der Knoten überdauert oft den Schmerz. Dies wird dem Patienten beruhigend versichert. Nur in wenigen Fällen ist ein operatives Vorgehen nötig. Selbst ausgeprägte Hämatome heilen ohne chirurgische Behandlung. Repositionsversuche in der Annahme eines prolabierten Hämorrhoidalknotens sind natürlich fruchtlos und schmerzhaft.

Bei sehr empfindlichen Patienten, die unter den analen Schmerzen stark leiden, kann eine Entfernung des Blutkoagulums ambulant, nach Rasieren und Desinfektion der Haut, in Lokalanästhesie durchgeführt werden. Die Anästhesielösung wird intrakutan gespritzt. Anschließend wird über eine radiäre Inzision das geronnene Blut entfernt.

11 Hämorrhoiden

Hämorrhoiden sind eine der häufigsten proktologischen Erkrankungen. Sie sind eine Vergrößerung des Corpus cavernosum recti (Stelzner 1963, Staubesand 1972) und keine variköse Gefäßveränderung des Analkanals. Zahlreiche morphologische Studien vermitteln uns heute eine klare Vorstellung über die Pathogenese dieses Leidens. Eine kausale Therapie kann daran ausgerichtet werden.

Ätiologie

Die häufigste Ursache für das Entstehen des Hämorrhoidalleidens ist nach heutigen Erkenntnissen ein chronisch gestörter Entleerungsmechanismus des Darminhalts. Von der Mehrzahl der Patienten, die wegen Hämorrhoiden in unsere Sprechstunde kommen, erfahren wir, daß sie jahrelang an Obstipation oder seltener an Diarrhöen litten. Gewöhnlich besteht daneben oft ein Laxanzienabusus. Verantwortlich für die gestörte Darmtätigkeit ist eine einseitige, ballastarme Ernährung.

Ausgiebige fettreiche Mahlzeiten oder reichlicher Alkoholgenuß begünstigen eine Vergrößerung des analen Schwellkörpers. Es handelt sich dabei wahrscheinlich um eine hormonell bedingte Hyperämie, die im gesamten Verdauungstrakt auftritt.

Ebenfalls vorwiegend hormonell bedingt sind Hämorrhoiden, die während der Gravidität erscheinen. Hier besteht eine vermehrte Gefäßdurchblutung aller Beckenorgane. Diese Hyperplasie des analen Schwellkörpers bildet sich jedoch i. allg. post partum wieder zurück.

Eine untergeordnete Rolle spielen familiäre oder erbliche Faktoren. Auch rassische Dispositionen wurden vermutet. Es ist aber anzunehmen, daß auch hier eher bestimmte Eßgewohnheiten ein gehäuftes Entstehen des Hämorrhoidalleidens begünstigen. Keine Bedeutung für die Bildung von Hämorrhoiden haben ein Pfortaderhochdruck oder Tumoren im kleinen Becken. Durch den venösen Rückstau in der Pfortader oder in den Mesenterialvenen entstehen niemals Druckwerte, wie sie im arteriellen Gefäßsystem und damit auch im analen Schwellkörper herrschen. Eine dominierende Körperhaltung im Berufsleben (Gehen, Sitzen oder Stehen) fördert ebenfalls nicht die Entwicklung der Hämorrhoiden.

Pathogenese, Pathomorphologie und Pathophysiologie

Die klinische Einteilung des Hämorrhoidalleidens in drei Stadien können wir durch histologische und pathophysiologische Befunde unterstützen. Eine entscheidende Rolle beim Entstehen der Hyperplasie des Corpus cavernosum recti kommt der Behinderung des transsphinkteren Schwellkörperabflusses zu (Hansen 1977) (s. auch Kap. 1 und 2). Jahrelange Obstipation und ebenso ein chronischer Laxanzienabusus stören den physiologischen Defäkationsablauf. Forciertes, häufig erfolgloses Pressen und durch Laxanzien erzwungene Stuhlentleerungen bewirken eine Kompression aller Gefäßabflüsse des Schwellkörpers (Abb. 1). Besonders die behinderte Entleerung des kavernösen Gewebes über den sphinkteren Abfluß bei der Stuhlpassage ist dabei bedeutsam. Die Konvolute des Schwellkörpers werden ständig überdehnt.

Die chronische Dilatation der Konvolute bewirkt im Laufe der Zeit eine Hyperplasie des Corpus cavernosum recti; es sind Hämorrhoiden entstanden. Letztlich zurückzuführen ist diese Entwicklung auf eine fehlende Öffnung des inneren Schließmuskels bei der Stuhlpassage.

Diese Pathogenese gilt für den weitaus größten Teil der Patienten mit Hämorrhoiden, außer bei den Patienten, deren Hämorrhoidalleiden auf hormonelle oder erbliche Faktoren zurückzuführen ist. In diesen Fällen bildet sich die Hyperplasie des analen Schwellkörpers durch Einwirken gefäßerweiternder Hormone oder wegen einer angeborenen Schädigung der Gefäßwand aus. Der weitere Verlauf des Hämorrhoidalleidens, der nun im folgenden geschildert wird, unterscheidet sich jedoch nicht.

1. Stadium

Es bestehen ein oder mehrere Knoten, die oberhalb der Kryptenlinie liegen und die dunkelrot verfärbte Mukosa des Analkanals vorwölben (Abb. 38). Histologisch findet man stark erweiterte Gefäßkonvolute, die dicht unter dem Mukosaepithel liegen. Sie sind nur von einer dünnen Muskellage, der Muscularis mucosae, geschützt. An

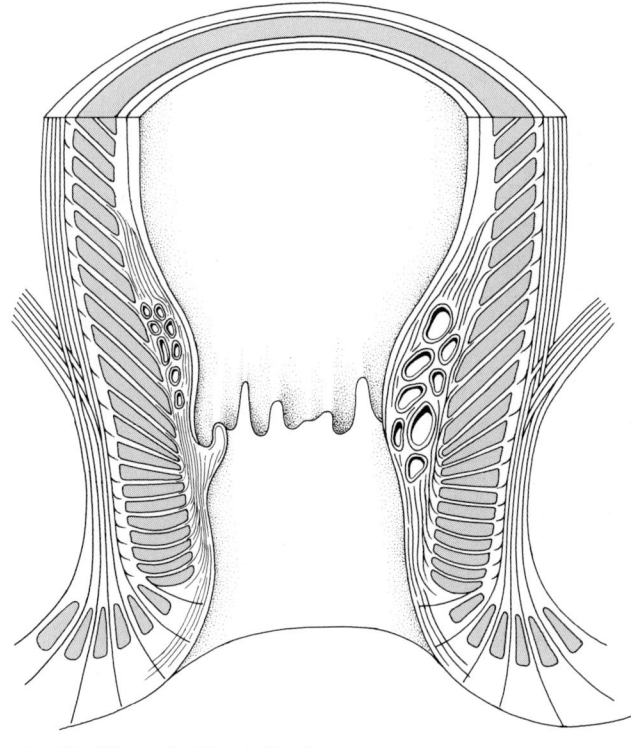

Abb. 38. Hämorrhoiden 1. Grades

einigen Stellen liegen aber auch die erweiterten Gefäße direkt unter dem Zylinderepithel der Analschleimhaut. Zwischen den hyperplastischen Gefäßen des Schwellkörpers liegen die Fasern des M. canalis ani, die in diesem Stadium bereits geringgradig hypertroph sind. Messungen der Dehnbarkeit des Analkanals ergeben in diesem Stadium aber noch normale Befunde.

2. Stadium

Die Hyperplasie des Schwellkörpers ist nun weiter fortgeschritten. Die erweiterten Gefäßkonvolute liegen teilweise unter der Analka-

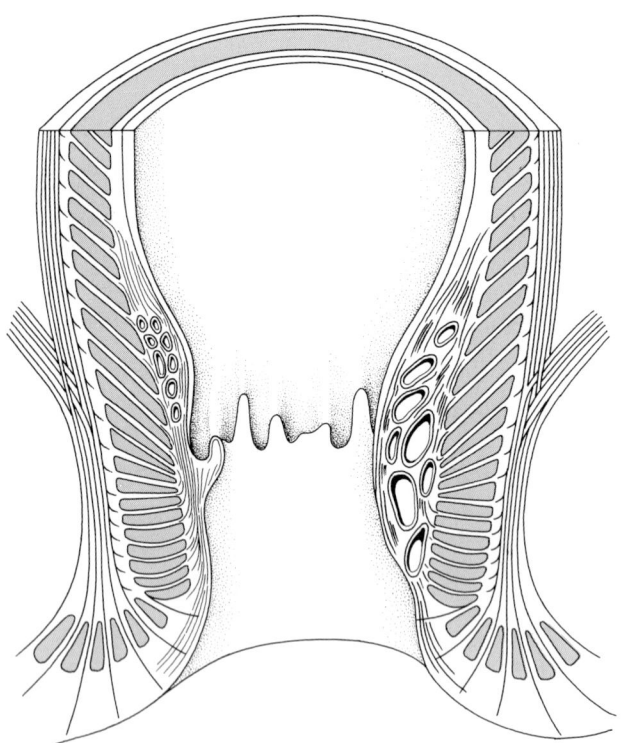

Abb. 39. Hämorrhoiden 2. Grades

nalhaut (Abb. 39). Die Hypertrophie des M. canalis ani ist ausgeprägt. Allerdings findet man auch schon stellenweise zerrissene Fasern dieses Muskels.

In diesem Stadium besteht eine permanente Behinderung des transsphinkteren Schwellkörperabflusses.

Die Dehnbarkeit des Analkanals ist jetzt signifikant verringert. Dies beruht auf der starken muskulären Verspannung des inneren Schließmuskels durch den M. canalis ani. Der Ringmuskel hat in diesem Stadium seine Fähigkeit, locker zu erschlaffen, verloren; er ist kaum dehnbar.

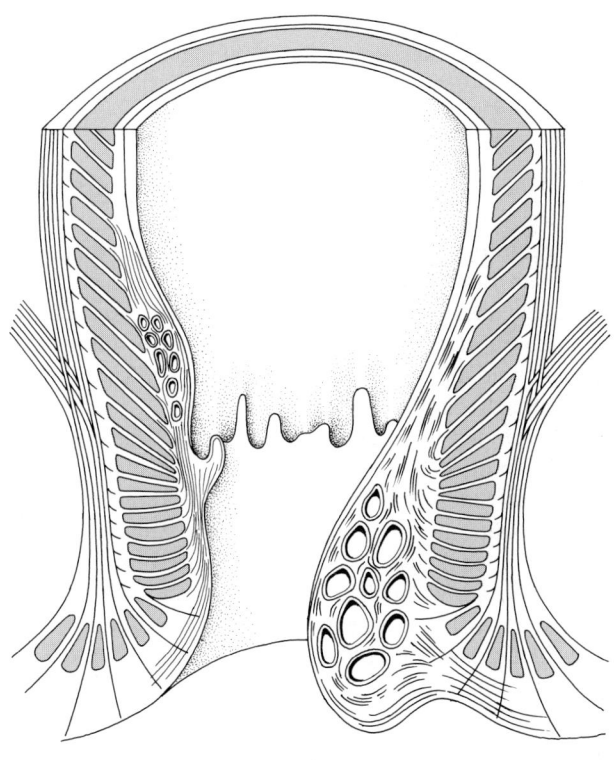

Abb. 40. Härmorrhoiden 3. Grades

3. Stadium

Die massiv erweiterten Gefäßkonvolute fallen jetzt irreversibel in das Anallumen vor (Abb. 40). Es besteht ein Analprolaps. Er ist Folge der Zerstörung aller Muskelfasern des M. canalis ani auf den betroffenen Analsegmenten. Der angiomuskuläre Abschlußmechanismus ist erheblich beeinträchtigt. Die Dehnbarkeit des Analkanals ist in den meisten Fällen erhöht. Histologisch ist in drittgradigen Hämorrhoidalknoten eine völlige Zerstörung der Analarchitektur nachweisbar. Zwischen den dilatierten Konvoluten liegen ungeordnet bindegewebige und vereinzelt hypertrophe Muskelfasern, Reste des M. canalis ani. Wie an gefäßinjizierten Präparaten des Analkanals festgestellt werden konnte, ist in diesem Stadium der Blutabfluß aus dem Schwellkörper in allen Richtungen erheblich behindert.

Klinik

Drei Hauptsymptome herrschen beim Hämorrhoidalleiden vor: Blutung, Schmerzen und Prolaps.

Zu Beginn des Hämorrhoidalleidens besteht lediglich Abgang von hellrotem Blut. Der Blutverlust ist gewöhnlich chronisch. Er führt nicht selten zu einer Eisenmangelanämie. In Ausnahmefällen kann es auch zu starken, spritzenden Blutungen aus den erstgradigen Hämorrhoidalknoten kommen. Gelegentlich kann sogar ein hämorrhagischer Schock auftreten.

Hämorrhoiden 1. Grades sind durch die äußere Inspektion des Anus und durch die digitale Palpation des Analkanals nicht festzustellen. In diesem Stadium befinden sich die Hämorrhoiden oberhalb der Kryptenlinie unter der nicht sensiblen Analmukosa. Sie bereiten deshalb noch keine Schmerzen. Die Hämorrhoiden wölben die kirschrotverfärbte Schleimhaut vor. Ihre Konsistenz ist weich, deshalb können sie nicht getastet werden. Der Tonus im Analkanal ist unauffällig. Nur mit Hilfe der Proktoskopie kann die korrekte Diagnose gestellt werden.

Man findet die schwammig prominenten Knoten im oberen Drittel des Analkanals. Sie wölben sich bei der Spiegelung in das Anallumen bzw. das Proktoskop vor. Im allgemeinen finden wir entsprechend den Zutrittsstellen der Arteria rectalis superior zum Schwell-

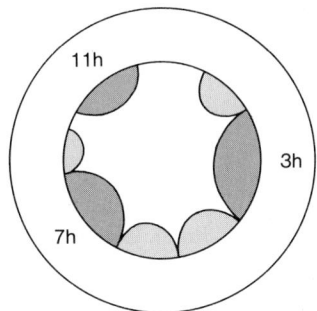

Abb. 41. Lage der Hämorrhoidalknoten im Analkanal (in Steinschnittlage). Die Hauptknoten sind gewöhnlich bei 3, 7 und 11 Uhr ausgebildet; weitere Erläuterungen s. Text

körper bei 3, 7 und 11 Uhr (in Steinschnittlage) die Hauptknoten (Abb. 13 u. 41). Daneben können auch bereits Satellitenknoten neben den Hauptknoten bei 3 und 7 Uhr ausgebildet sein, im Höchstfall also 7 Knoten. Der Hauptknoten bei 11 Uhr hat nie Satelliten (Abb. 41). Satellitenknoten finden wir gewöhnlich aber erst in späteren Stadien. An der vorderen Kommissur des Analkanals besteht niemals eine Hyperplasie des Schwellkörpers.

Im 2. Stadium des Hämorrhoidalleidens überwiegen die Schmerzen bei der Stuhlentleerung. Sie entstehen durch den passageren Prolaps des erweiterten Schwellkörpers unter die hochsensible Analkanalhaut. Der Analkanal ist nun rigide verhärtet. Die Defäkation ist durch die muskuläre Verspannung behindert. Blutspuren auf dem Stuhl können noch vorkommen; sie sind jedoch geringer als im vorherigen Stadium. Aufgrund der Hypertrophie des M. canalis ani und einer beginnenden Bindegewebsvermehrung zwischen den Gefäßkonvoluten können die Hämorrhoiden nun als derbe Knoten im Analkanal getastet werden. In fortgeschrittenen Fällen erscheinen die Hämorrhoidalknoten beim Pressen in der Analöffnung. Sie ziehen sich jedoch spontan zurück.

Es kann in diesem Stadium durch den stark erhöhten Tonus des inneren Schließmuskels die spontane Reposition des prolabierten Knotens verhindert werden. Die Einklemmung eines oder mehrerer Hämorrhoidalknoten in diesem Stadium führt zur Thrombosierung und manchmal auch zur Inkarzeration des eingeklemmten Knotens. Dieses schmerzhafte akute Ereignis tritt meist nach heftigem Pressen oder reichlichem Alkoholgenuß auf. Die Knoten haben eine blauschwarze Farbe. Die perianale Umgebung ist meist ödematös verschwollen. Eine digitale oder proktoskopische Untersuchung ist wegen der heftigen Schmerzen in diesem Stadium nicht möglich. Die Diagnose von Hämorrhoiden 2. Grades wird ebenfalls erst durch die proktoskopische Untersuchung gesichert. Die Knoten wölben sich bei der Spiegelung stark in das Anallumen vor. Sie reichen aber im Gegensatz zu erstgradigen Hämorrhoiden bis unter die Analkanalhaut. Die anale Schleimhaut ist nun nicht mehr so dunkel verfärbt, sie kann sogar häufig einen weißlichen, opalen Schimmer besitzen.

Im 3. Stadium überwiegt der permanente Analprolaps. Die Patienten leiden unter einem gestörten Abschlußmechanismus. Die vorfallenden Knoten können zwar zurückgeschoben werden. Sie fallen jedoch häufig schon bei geringem Pressen oder auch spontan wieder vor. Der Prolaps unterhält einen ständigen Schleimfluß aus dem Analkanal. Pruritus ani und Analekzem sind nicht selten die Folge. Die Farbe der vorfallenden Knoten ist bläulich livid. Deshalb wurden Hämorrhoiden häufig auch als eine variköse Veränderung angesehen. Die bläuliche Verfärbung drittgradiger Hämorrhoiden entsteht aber aufgrund des gestörten venösen Abflusses aus dem prolabierten Schwellkörper. Schmerzen und Blutabgang kommen auch in diesem Stadium noch gelegentlich vor. Vorwiegend leiden die Patienten in diesem Stadium aber unter dem irreversiblen Analprolaps und dem erheblich gestörten Abschlußmechanismus. Die Häufigkeit der drei Hämorrhoidenstadien mit einem behandlungsbedürftigen Befund ist in Tabelle 3 dargestellt.

Differentialdiagnose

Perianale Thrombosen treten unter plötzlichen, stechenden Schmerzen am äußeren Afterrand auf. Sie sind meist nur kirschgroß und dunkelbläulich verfärbt. Große *perianale Hämatome* mit umgebenden Hautödemen sind manchmal schwer von einem inkarzerierten Hämorrhoidalknoten abzugrenzen. Beide Krankheiten werden jedoch gleich behandelt. Somit ist es ohne Bedeutung, wenn in solchen Fällen erst nach einigen Tagen die richtige Diagnose gestellt wird.

Tabelle 3. Häufigkeit der Hämorrhoidalstadien

1. Stadium	80%
2. Stadium	15%
3. Stadium	5%

Prolabierende Analpapillen sind harte Gebilde von länglicher oder polypöser Form. Sie haben ihren Stiel in Höhe der Kryptenlinie. Aufgrund ihrer Form, ihrer kleineren Größe und ihres Ansatzpunktes können sie proktoskopisch gut von den plumperen Hämorrhoiden abgegrenzt werden.

Zottentumoren haben eine villöse Oberfläche. Blutungen sind hier seltener. Die Konsistenz der Tumoren ist weich. Eine Abgrenzung gegenüber Hämorrhoiden fällt i. allg. nicht schwer.

Beim *Mastdarmvorfall* prolabiert im Gegensatz zu drittgradigen Hämorrhoiden die zirkulär gefaltete Rektumwand in den Analkanal. Manchmal können auch Hämorrhoiden und Rektumprolaps gemeinsam auftreten. Damit beide Erkrankungen richtig erkannt und behandelt werden können, muß man die Patienten bei der Inspektion auffordern, kräftig zu pressen.

Der sog. *Mukosavorfall* befindet sich meist an der vorderen Kommissur. Die Schleimhaut fällt semizirkulär in das Anallumen vor. Aufgrund der äußeren Erscheinung kann dieser Vorfall gut von den Hämorrhoiden unterschieden werden.

Zwei Krankheitsbilder werden relativ häufig mit Hämorrhoiden verwechselt, obwohl sie durch eine exakte proktologische Untersuchung gewöhnlich gut von den Hämorrhoiden abzugrenzen sind: die *Analfissur* und das *Rektumkarzinom*. Während die Analfissur aufgrund ihrer typischen Schmerzen und eines meist eindeutigen Inspektionsbefundes erkannt werden kann, wird ein blutendes Rektumkarzinom erst durch eine Rektoskopie ausgeschlossen.

Therapie

Eine wichtige Voraussetzung für die Sanierung der Hämorrhoiden ist die Regulation der gestörten Darmtätigkeit. Die Patienten müssen auf die Schädlichkeit der Abführmittel hingewiesen werden und erhalten einen Plan für eine ausgewogene natürliche Ernährung. Da die meisten Patienten unter Verstopfung leiden, empfehlen wir eine ballastreiche Kost mit reichlicher Flüssigkeitsaufnahme. Als günstig hat sich die Anreicherung der Kost durch 2–3 Eßlöffel Kleie pro Tag sowie 12 Tassen Flüssigkeit erwiesen.

Injektionsbehandlung

Die Verödung der Hämorrhoiden durch die submuköse Injektion einer sklerosierenden Lösung wird schon seit über 100 Jahren durchgeführt. Zahlreiche Substanzen wurden in der Vergangenheit für diese Behandlungsmethode empfohlen. Dabei wurden auch immer wieder Injektionsmittel eingesetzt, die eigentlich für eine intravasale Applikation bei der Beinvarikose entwickelt wurden. Aufgrund von klinischen und experimentellen Untersuchungen müssen wir vor der Verwendung derartiger Lösungen warnen (Hansen 1979 a). Nach unseren Beobachtungen sind von allen z. Zt. bekannten Mitteln Phenolmandelöl und Phenolerdnußöl in einer 5%igen Konzentration die geeignetsten Lösungen für die submuköse Injektionsbehandlungen der Hämorrhoiden. Bei gutem Sklerosierungseffekt (Kollageninduktion) treten nach Anwendung dieser Lösungen kaum Nebenwirkungen auf.

Das Ziel der Injektionsbehandlung ist die Erzeugung einer submukösen Vermehrung der Kollagenfasern, damit die arterielle Zufuhr zum Schwellkörper gedrosselt wird. Das Injektionsmittel wird deshalb nicht wie bei der Varikosebehandlung in die Gefäße, sondern paravasal injiziert.

Histologisch kann nach der Injektion von Phenolmandelöl eine aseptische Entzündung festgestellt werden, als deren Folge eine Zunahme von kollagenen Fasern im Gewebe eintritt. Im Gegensatz zu anderen Lösungen verlaufen die entzündlichen Vorgänge im Gewebe und die Narbenbildung beim Phenolmandelöl sehr langsam. Nach etwa 6 Wochen sind die Gewebsveränderungen abgeschlossen. Die Entstehung einer Nekrose ist ungewöhnlich.

Indikationen für die Injektionsbehandlung

Erstgradige Hämorrhoiden werden nach unseren Erfahrungen zu mehr als 90% durch eine submuköse Injektion mit Phenolmandelöl beseitigt. Die anatomischen Veränderungen sind hier noch nicht sehr weit fortgeschritten. Die Sklerosierungsbehandlung ist im 1. Stadium deshalb besonders erfolgreich.

Zweitgradige Hämorrhoiden können nur noch in 25% der Fälle durch die Sklerosierungsbehandlung geheilt werden. Hauptsächlich, wenn das vorwiegende Symptom der Blutabgang ist, kann ein Behandlungserfolg erzielt werden. Es handelt sich hierbei meist um Hämorrhoiden zu Beginn des 2. Stadiums. Besteht jedoch schon ein stark erhöhter Sphinktertonus und ein passagerer Analprolaps, so führen selbst mehrmalige Injektionsbehandlungen nicht mehr zum Erfolg. Die Behinderung der Schwellkörperentleerung bei der Defäkation durch den rigiden Internus führt zwangsläufig immer wieder zu einer neuen Überdehnung der Schwellkörperkonvolute. Deshalb nehmen wir in diesem Stadium eine Dehnungsbehandlung vor (s. S. 95).

Drittgradige Hämorrhoiden können durch die Injektionsbehandlung nicht beseitigt werden. Die massive Zerstörung der Analarchitektur bei drittgradigen Hämorrhoiden verhindert, daß durch die submuköse Injektionsbehandlung eine Rückbildung der Schwellkörpervergrößerung möglich wird.
Die Sklerosierungsbehandlung entfaltet ihre beste Wirkung also bei blutenden Hämorrhoiden im ersten Stadium und zu Beginn des zweiten Stadiums.

Technische Hinweise zur Injektionsbehandlung

Wenn wir durch unsere Untersuchung die Indikation zur Sklerosierungsbehandlung des Hämorrhoiden gestellt haben, können wir ohne jede Vorbereitung die submuköse Injektion durchführen. Die Patienten bleiben dazu in der linken Seitenlage liegen. Mit dem Proktoskop suchen wir die Linea anorectalis auf. Die mäßig vergrößerten Hämorrhoidalknoten werden dabei durch das Proktoskop nach kaudal weggedrückt (Abb. 42). Sollten Stuhlmengen im Darm-

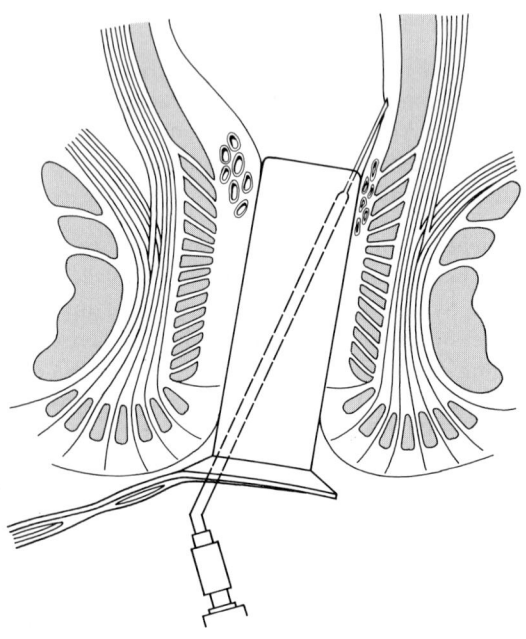

Abb. 42. Lage des Proktoskops im Analkanal und Plazierung der Injektionskanüle bei der Verödung der Hämorrhoiden

lumen die Sicht versperren, können wir sie durch einen feuchten
Wattebausch entfernen, oder mit einem Tupfer nach kranial schie-
ben. Die Injektion kann nun durchgeführt werden. Wir unterrichten
den Patienten davon und teilen ihm gleichzeitig mit, daß diese
Behandlung schmerzlos ist (die anale Mukosa ist nicht sensibel). Die
Injektion führen wir mit einer 10 cm^3 fassenden Spritze durch, die
vorne 2 runde Führungshalterungen für Zeige- und Mittelfinger
sowie eine weitere Halterung am Kolben für den Daumen besitzt
(Abb. 43). Wir verwenden eine doppellumige Injektionskanüle, die
am Ende leicht abgewinkelt ist. Die Kanüle wird durch das Proktoskop eingeführt und bei 3, 7 und 11 Uhr in Höhe der Anorektallinie
durch die Schleimhaut in den submukösen Raum gestochen. Wenn
die Kanüle an ihrer Spitze gut geschliffen ist, bemerkt man den
Durchtritt durch die derbe Muscularis mucosae nur als einen gerin-

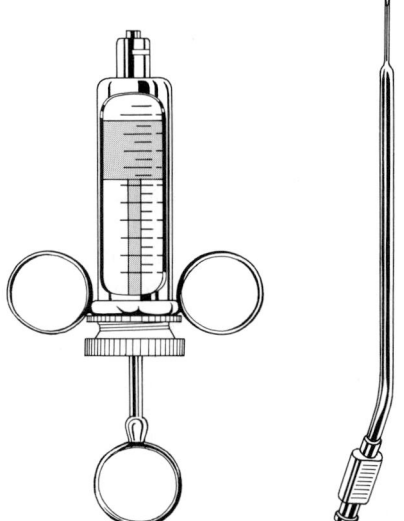

Abb. 43. Injektionskanüle und -spritze zur Verödung der Hämor-rhoiden (s. auch Tabelle 1)

gen Widerstand. Wir injizieren an den arteriellen Zutrittsstellen zum Schwellkörper 2–3 ml der 5%igen öligen Phenollösung (Rp. Phenol pur. 5 ml, Menthol 0,4 ml ad 100 ml Ol. amygd. dulc.).

Die Schleimhaut wölbt sich dabei halbkugelig, ödematös in das Lumen vor. Liegt die Nadel an der richtigen Stelle, so kann diese Menge ohne Widerstand leicht eingespritzt werden. Spürt man einen stärkeren Widerstand bei der Injektion, dann liegt die Nadel wahrscheinlich im inneren Schließmuskel. Man muß die Nadel etwas zurückziehen. Fließt allerdings die Flüssigkeit zu leicht, so ist es möglich, daß man nur eine Mukosafalte perforiert hat und das Injektionsmittel oberhalb der Anorektallinie in das untere Rektum fließt. Die Nadel kann aber auch nur zwischen Muscularis mucosae und Mukosaepithel liegen. Man bemerkt diese Lage der Nadel durch eine weißliche Verfärbung der Schleimhaut. Wurde zur Injektion Phenolmandelöl verwendet, tritt keine Komplikation auf. Andere Injektionsmittel können aber eine Schleimhautnekrose auslösen.

Gewöhnlich tritt am Ende der Injektion kein Blut oder Sklerosierungsmittel aus der Injektionsstelle aus. Sollte dies doch der Fall sein, so können wir mit einem Wattebausch die Injektionsstelle komprimieren, oder wir injizieren knapp unterhalb der Injektionsstelle nochmals einige Tropfen des Sklerosierungsmittels. Meist steht die Blutung aber auch nach kurzer Zeit spontan, ohne nennenswerten Blutverlust.

Am Ende der Injektionsbehandlung können die Patienten sofort aus der Ambulanz nach Hause entlassen werden. Da bei einigen Patienten noch in den nächsten 2, 3 Tagen etwas Blut abgehen kann, erhalten die Patienten Mullvorlagen. Eine Kontrolluntersuchung wird nach 4–6 Wochen vorgenommen. Bei den meisten Patienten ist bereits mit der ersten Injektionsbehandlung die Hämorrhoidalblutung beseitigt. Bei etwa 20–30% der so behandelten Patienten finden wir bei der Kontrolluntersuchung noch einen vergrößerten Schwellkörper. Die Injektionsbehandlung kann dann wiederholt werden, was nach unseren Beobachtungen aber nicht erforderlich ist. Wenn die Patienten bei entsprechenden Ernährungsrichtlinien eine geregelte Darmtätigkeit haben, bildet sich diese Schwellkörpervergrößerung in den nächsten Monaten von allein zurück. Bei 10% der Fälle führt die Injektionsbehandlung nicht zum Erfolg. Diese Patienten behandeln wir dann durch eine Analdehnung.

Komplikationen der Injektionsbehandlung

Gewöhnlich bemerken die Patienten die submuköse Injektion nicht. Viele Patienten sind überrascht, wenn man ihnen mitteilt, daß die Behandlung beendet ist. Nervöse Patienten empfinden manchmal ein Unbehagen und einen dumpfen Druck in der Analregion beim Einspritzen des Lösungsmittels. Dagegen sind heftige Schmerzen ein Hinweis für eine fehlerhafte Lage der Injektionskanüle. So löst eine Injektion in der Nähe der hochsensiblen Analkanalhaut immer heftigste Schmerzen aus. Die Injektion in die Muscularis propria, also den Sphincter internus, bewirkt meist dumpfe Schmerzen.
Schleimhautnekrosen oder Ulzerationen nach Injektionsbehandlung mit Phenolmandelöl haben wir nie beobachtet. Andere Injektionsmittel, insbesondere intravasal zu injizierende, sind nicht so gewebefreundlich. Nach deren Verwendung konnten wir tiefe, langsam heilende Ulzerationen und chronische Blutungen beobachten.

Ja sogar irreguläre Analabszesse und häufig irreparable Analfisteln mit Inkontinenz können nach ihrer Injektion entstehen. Sehr selten tritt bei männlichen Patienten im Anschluß an die Injektionsbehandlung eine kurzfristige Hämaturie auf. Die Ursache dafür ist nicht bekannt. Eine besondere Therapie ist nicht erforderlich.

Dehnungsbehandlung der Hämorrhoiden

Im 2. Stadium des Hämorrhoidalleidens wird der Sphincter internus zunehmend rigider. Die Öffnung des transsphinkteren Schwellkörperabflusses ist permanent, besonders auch während der Defäkation, behindert. Die Beseitigung der muskulären Verspannung scheint daher in diesem Stadium die kausale Therapie zu sein. Die maximale Analdilatation zur Behandlung der Hämorrhoiden wurde vorwiegend für prolabierende, drittgradige Hämorrhoiden empfohlen (Lord 1969). Aufgrund morphologischer und pathophysiologischer Untersuchungen haben wir uns entschlossen, diese Behandlungsmethode ebenfalls anzuwenden. Nach unseren Beobachtungen können mit diesem Verfahren zweitgradige Hämorrhoiden in einem hohen Prozentsatz (88%) saniert werden. Entscheidende Voraussetzung für einen Therapieerfolg ist die sicher nachgewiesene Verminderung der analen Dehnbarkeit (Messung). Bei jüngeren Patienten (unter 35 Jahren) mit drittgradigen Hämorrhoiden und einem erhöhten Sphinktertonus ist ebenfalls noch ein guter Behandlungserfolg zu erzielen. Die Dehnungsbehandlung ist auch ambulant durchführbar: wir haben sie jedoch wegen der besseren Überwachung bisher bei den meisten Patienten stationär durchgeführt.

Am Abend oder morgens vor der Operation erhalten die Patienten einen Einlauf oder ein Klistier. Die Dehnungsbehandlung wird in Vollnarkose vorgenommen. Vor der Dehnung untersuchen wir nochmals den Analkanal ausführlich mit einem Spekulum und dehnen dabei bereits vorsichtig die Schließmuskeln vor. Anschließend werden die beiden eingefetteten Zeige- und Mittelfinger eingeführt und langsam in der lateralen und anterior-posterioren Richtung auseinandergezogen. Die Finger müssen dabei bis in das untere Rektum über die Linea anorectalis hinaus reichen. Unter stetigem Zug werden anschließend die beiden Ringfinger und wenn möglich auch noch die Kleinfinger eingeführt. Am Ende der Dehnung wird ein feuchter, weicher Schwamm mit einem Durchmesser von etwa 5 cm und einer Länge von 10 cm in das untere Rektum und den Analkanal eingelegt. Er soll als Tamponade submuköse Hämatome verhindern. Der Schwamm wird nach 1 Stunde wieder entfernt. Um den Schwamm knüpfen wir einen Faden, damit wir ihn auch entfernen können, wenn er in das Rektum hochgerutscht ist. Die Patienten können noch am gleichen Tag wieder die Klinik verlassen. Wir rezeptieren für die nächsten 14 Tage ein Gleitmittel.

Die Patienten sind für 3 bis höchstens 5 Tage arbeitsunfähig. Stuhlinkontinenzen haben wir nie beobachtet. Weniger als 20% haben in den ersten 2 Wochen gelegentlich unkontrollierten Abgang von Winden. Bei einigen Patienten bilden sich anfänglich vergrößerte perianale Hautfalten aus, die jedoch keine Beschwerden bereiten. Der größte Teil der Patienten spürt bereits nach wenigen Tagen eine erhebliche Verbesserung der Stuhlentleerung. Die Hämorrhoiden bilden sich innerhalb von 14 Tagen bis 4 Wochen zurück. Auf eine tägliche Dehnung des Analkanals mit einem Dilatator verzichten wir.

Operative Behandlung

Bei drittgradigen Hämorrhoiden, also dem irreversiblen Analprolaps, ist die Analarchitektur auf den befallenen Segmenten endgültig schwer geschädigt. Nur die Entfernung der zerstörten Abschnitte kann den beeinträchtigten angiomuskulären Abschlußmechanismus wieder herstellen. Zahlreiche operative Behandlungsmethoden sind zu diesem Zweck entwickelt worden. Wir beschreiben hier nur das Verfahren, das von uns abgewandt wird: die keilförmige, radiäre Exzision der Hämorrhoidalknoten (Milligan et al. 1937). Diese Operation berücksichtigt die morphologischen und chirurgischen Verhältnisse der Analregion. Nach feinnarbiger Verheilung der offengelassenen Wunden ist der Analprolaps sicher beseitigt und es stellt sich wieder ein funktionsfähiger Afterabschluß ein.

Operative Technik

Am Abend vor der Operation verordnen wir einen kleinen Einlauf oder die Gabe von zwei Abführsuppositorien. Nachdem der Patient in Narkose ist, wird er in die Steinschnittlage gebracht. Danach erfolgt die Rasur der Analregion. Nach Desinfektion der perianalen Haut und der Analöffnung werden die zu exzidierenden Hämorrhoidalknoten mit einem adrenalinhaltigen Lokalanästhetikum unterspritzt (Adrenalinkonzentration 1 : 200 000). In einem Abstand von 1 cm von der Analöffnung setzen wir eine subkutane Quaddel und unter stetiger Injektion führen wir die Nadel in den subkutanen Raum des Analkanals bis in Höhe der Kryptenlinie vor. Wir injizieren dabei im Schnitt 5–10 ml der vasokonstriktiven Anästhesielösung. Der Vorteil dieser Unterspritzung ist: blutarmes, sauberes

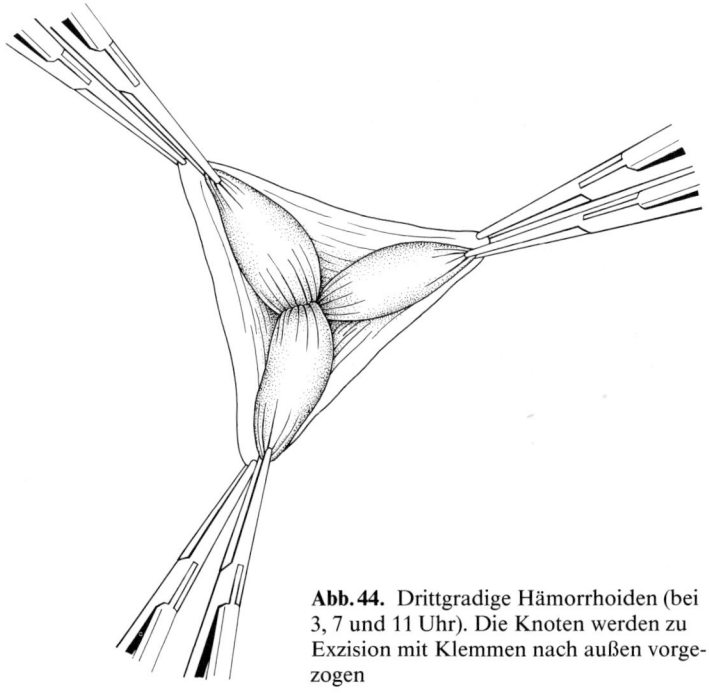

Abb. 44. Drittgradige Hämorrhoiden (bei 3, 7 und 11 Uhr). Die Knoten werden zu Exzision mit Klemmen nach außen vorgezogen

Operieren, bessere Darstellung der anatomischen Strukturen, post-operative Analgesie für über 2 h.

Nun klemmen wir die perianale Haut nahe der Anokutanlinie an den zu entfernenden Analsegmenten an (3, 7 und 11 Uhr). Wir ziehen mit dieser Klemme die Hämorrhoidalknoten aus dem Anallumen vor und legen eine weitere kräftige Kocherklemme im Bereich der Analkanalhaut an (Abb. 44). Sind alle drei Knoten drittgradig verändert, so beginnen wir mit dem links-lateral liegenden (bei 3 Uhr). Die beiden Kocherklemmen an diesen Knoten werden in die linke Hand genommen und leicht nach rechts seitlich hervorgezogen. Mit der rechten Hand wird die Exzision und Freipräparation des links-lateralen Knotens vorgenommen (Abb. 45). Dazu verwenden wir eine gerade kräftige Mayo-Schere. 1,5-2 cm von der Linea anocutanea entfernt wird die perianale Haut V-förmig inzidiert. Die

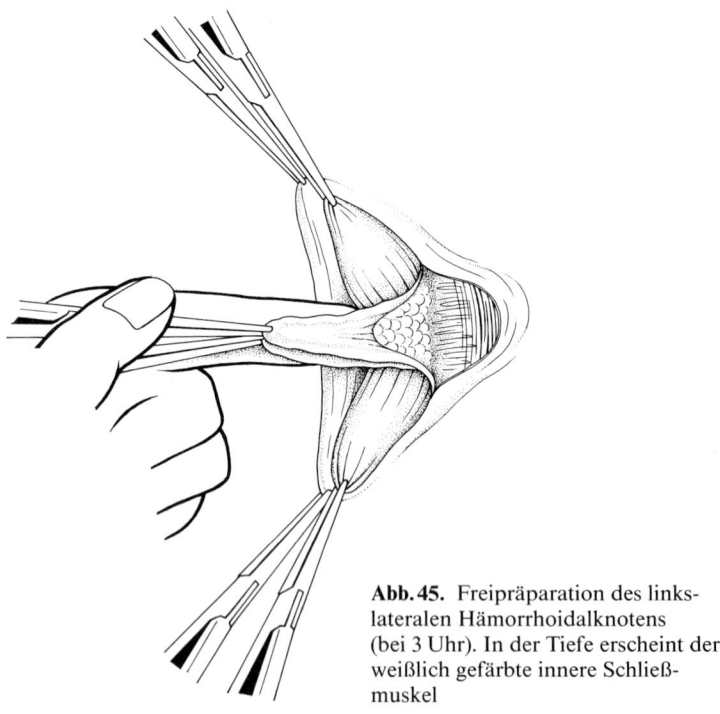

Abb. 45. Freipräparation des links-lateralen Hämorrhoidalknotens (bei 3 Uhr). In der Tiefe erscheint der weißlich gefärbte innere Schließmuskel

Spitze des V ist dabei von der Analöffnung weggerichtet, die Basis der V-förmigen Hautinzision liegt an der Anokutanlinie. Die perianale Haut mit dem subkutanen Gewebe wird so abpräpariert, daß der subkutane Anteil der äußeren Schließmuskeln sichtbar wird. Nun wird das hämorrhoidale Gewebe vom äußeren Schließmuskel abgelöst, bis der weißlich gefärbte innere Sphinkter erscheint. Die Analkanalhaut durchtrennen wir geradlinig über die Kryptenlinie hinaus. Nachdem der Knoten vom inneren Schließmuskel abgelöst ist, werden durch die kraniale Basis eine kräftige Ligatur und eine zusätzliche Unterbindung im Bereich der analen Mukosa angelegt (Abb. 46). Zur Vermeidung von postoperativen Schmerzen ist es wichtig, daß diese Ligatur und Unterbindung oberhalb der Kryptenlinie im Bereich der analen Schleimhaut liegt. Anschließend wird der Knoten abgetragen. Es soll ein etwa 1 cm langer Stumpf unter-

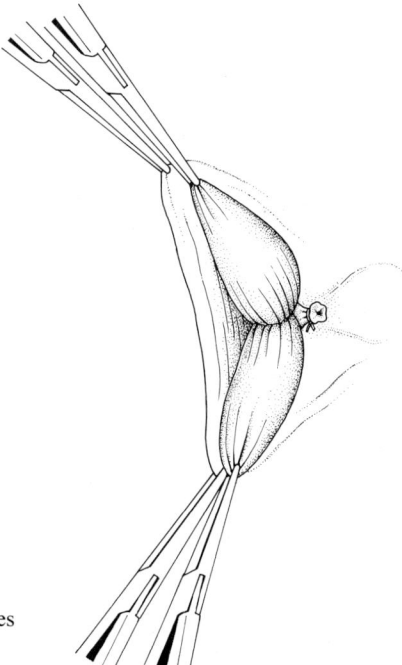

Abb. 46. Ligatur und Abtragen des linkslateralen Hämorrhoidalknotens

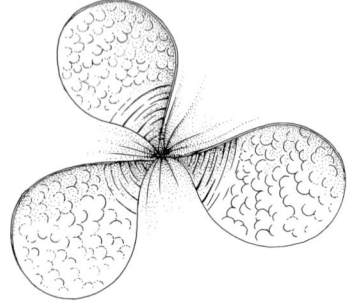

Abb. 47. Zustand nach Abtragen der 3 hämorrhoidalen Hauptknoten. Die Haut- und Schleimhautbrücken zwischen den Exzisionsstellen dürfen nicht zu schmal werden

halb der Ligatur bestehen bleiben. Der Stumpf mitsamt der Unterbindung stößt sich nach etwa 10 Tagen ab.

In derselben Weise werden die übrigen drittgradigen Knoten abgetragen. Müssen alle drei Hauptknoten entfernt werden, so ist darauf zu achten, daß zwischen den Exzisionsstellen genügend Analkanalhaut und Schleimhaut stehen bleibt (Abb. 47). Zu schmale Haut- und Schleimhautbrücken beinhalten die Gefahr einer Analstenose oder Inkontinenz.

Bei der Entfernung des Hämorrhoidalknotens bei 7 Uhr muß deshalb der untere Schenkel der V-förmig inzidierten perianalen Haut bei 6 Uhr enden (Abb. 46). Der obere Schenkel des V darf nicht höher als bis 8 Uhr reichen. Zur Freipräparation des Knotens bei 7 Uhr nehmen wir besser die Schere in die linke Hand und spannen das hämorrhoidale Gewebe über die Kocherklemmen mit der rechten Hand an. Das weitere Vorgehen gestaltet sich wie vorher beschrieben. Den letzten Knoten bei 11 Uhr entfernen wir auf die gleiche Weise (Abb. 47).

Mit Hilfe der Diathermie werden punktförmige Blutungen im Bereich der Exzisionsstellen versorgt. Stärkere Blutungsquellen, besonders an den Schnitträndern der Schleimhaut, versorgen wir evtl. mit einer Umstechung. Abschließend legen wir in den Analkanal einen Gazestreifen, der mit Tannin-Rivanol getränkt ist. Auch die äußeren perianalen Wunden werden damit bedeckt.

Diese Tamponade wird nach 48 h entfernt. Zur besseren Entfernung nehmen die Patienten vorher ein 10minütiges Sitzbad. Die anale Wunde wird in den folgenden Tagen weiterbehandelt, wie in Kap. 5

beschrieben. Da die Abstoßung des nekrotischen Stumpfs in sehr seltenen Fällen mit einer starken, arteriellen Blutung einhergehen kann, bleiben die Patienten bis zum 10. Tag nach der Operation in stationärer Behandlung. Die Patienten erhalten in der 1. Woche zur Vermeidung von Schmerzen beim Stuhlgang ein Gleitmittel. Außerdem wird in der 1. Woche der Analkanal alle 2 Tage nach einem Sitzbad vorsichtig gedehnt. Später reicht eine wöchentliche Dehnung. Eine Kontrolluntersuchung führen wir nach 4 Wochen durch. Die analen Wunden sollten dann verheilt sein. Die Analregion ist trokken und nicht gereizt. Gelegentlich besteht noch eine kleine ödematöse Hautfalte. Diese benötigt keine Behandlung, da sie sich meist zurückbildet.

Komplikationen nach der operativen Behandlung

Die keilförmige, segmentäre Exzision der Hämorrhoidalknoten ist ein sicheres, unkompliziertes Verfahren. Schwere Zwischenfälle oder ernsthafte Beschwerden sind nach dieser Operation selten.

Schmerzen sind ungewöhnlich, wenn die Operation korrekt durchgeführt wurde. Die ersten Stuhlgänge können Unbehagen auslösen. Durch regelmäßige Gabe eines Gleitmittels in der ersten Woche werden diese Beschwerden vermieden. In einigen Fällen tritt in den ersten Tagen nach der Operation ein Sphinkterspasmus auf, der mit starken Schmerzen verbunden ist. Durch ein kräftiges Analgetikum (z. B. 10 mg Morphinhydrochlorid s. c.) werden dieser Spasmus und die Beschwerden sofort beseitigt.

Anfänglich können nach der Operation während und nach der Stuhlpassage einige Tropfen Blut abgehen. Diese Blutungen sind harmlos und benötigen keine Behandlung. Das Blut stammt meist von kleinen Gefäßen des Wundrands. In seltenen Fällen tritt zwischen dem 5. und 10. Tag nach der Operation eine starke Blutung auf. Dabei kann das Blut hellrot aus dem Anus fließen oder es werden große Mengen geronnenen Bluts beim Stuhlgang entleert. Diese Blutungen können gelegentlich so stark sein, daß eine Schocksymptomatik entsteht. Sofortige Bluttransfusionen sind dann erforderlich. Sobald es der Zustand des Patienten erlaubt, führen wir eine Untersuchung in Narkose durch. Meist ist in diesen seltenen Fällen eine kleine spritzende Arterie im Bereich des ligierten Stumpfs für die Hämorrhagie verantwortlich. Die Blutung ist häufig die Folge einer unzureichenden Unterbindung; entweder war die Ligatur nicht fest genug oder es wurde nicht die gesamte Basis des Stumpfs unterbunden. Durch eine erneute Umstechungsligatur wird die Blutung versorgt.

Nach dem 10. Tag sind Blutungen ungewöhnlich. Manchmal berichten Patienten über Blutspuren auf dem Stuhl. Sie stammen von der Oberfläche des Granulationsgewebes. Bei stärkeren Blutabgängen sollte unter erneuter stationärer Aufnahme der Patient beobachtet werden. Nach dem Hämoglobingehalt des Bluts richten sich unsere Maßnahmen. Besteht ein stärkerer Blutverlust, so lassen wir Blut kreuzen und untersuchen den Patienten in Narkose. Liegt eine entsprechende Blutungsquelle vor, muß sie versorgt werden. Normalerweise wird jedoch der Blutabgang vom Patienten eher überschätzt. Nach einigen Tagen stationärer Beobachtung können wir den Patienten beruhigt wieder nach Hause schicken.

Narbige Strikturen sollten bei sorgfältigem operativem Vorgehen nicht vorkommen. Eine Analstenose nach Hämorrhoidektomie ist fast immer die Folge von zu reichlicher Entfernung der Analkanalhaut. Bei jedem Stuhlgang reißt die Analkanalhaut wieder ein. Es treten kleine schmerzhafte Fissuren auf. Die Stuhlentleerung ist erschwert und sehr schmerzhaft. Die Analöffnung ist narbig verengt und erlaubt keine digitale Untersuchung. Selbst tägliche digitale Dehnungen können die narbige Struktur nicht beseitigen. Die einzige Möglichkeit einer Verbesserung besteht in einer Längsinzision der hinteren Kommissur bis auf die Ringmuskeln des Internus. Es darf dabei kein weiteres Gewebe entfernt werden. Die Wunde wird der sekundären Heilung überlassen. Über Stenosen nach Whitehead-Operationen s. S. 105.

Obwohl die Wunden in einem stark kontaminierten Gebiet liegen, haben wir niemals eine entzündliche Komplikation während der Wundheilung beobachtet. Wir verzichten auf jeden Wundverschluß und gestalten die Wunde so, daß sie von selbst offen bleibt und so den Wundbelag nach außen drainiert. Es sind in der postoperativen Phase ischiorektale oder perianale Entzündungsprozesse beobachtet worden. Wir meinen, daß in diesen Fällen ein versteckter Analsinus oder eine blinde Analfistel übersehen wurde, die durch den operativen Eingriff aktiviert wurden. Auch adrenalinhaltige Lösungen wurden für eine derartige Entzündung verantwortlich gemacht. Trotz jahrzehntelangen Einsatzes von Adrenalin bei der Hämorrhoidektomie haben wir niemals eine entzündliche Komplikation dadurch gesehen.

Bei einigen, hauptsächlich männlichen Patienten in höherem Lebensalter tritt in der ersten Woche nach Hämorrhoidektomie eine Harnverhaltung auf. Diese verschwindet gewöhnlich nach den ersten Sitzbädern. Nur in wenigen Fällen ist eine längere Katheterisierung notwendig.

Echte Rezidive sind nach der keilförmigen segmentären Exzision ungewöhnlich. Dagegen können sog. Scheinrezidive auftreten, wenn jüngere Patienten (unter dem 30. Lebensjahr) operativ behandelt werden mußten und nach 10 oder 20 Jahren unter den belassenen Schleimhautbrücken Satellitenknoten hyperplastisch geworden sind.

In den ersten 14 Tagen nach der Operation tritt gelegentlich eine Teilinkontinenz auf. Sie bildet sich jedoch fast immer spontan zurück. Eine Behandlung ist daher nicht erforderlich. Die Störung der Abschlußkraft in der postoperativen Phase ist eine Folge der Verminderung wichtiger Kontinenzbestandteile. Nach Abschluß der Wundheilung stellt sich eine normale oder erheblich gebesserte Kontinenz ein.

Behandlung des thrombosierten Hämorrhoidalknotens

Dieses schmerzhafte Ereignis tritt, wie beschrieben, zumeist im 2. Stadium auf. Aufgrund des stark erhöhten Sphinktertonus wird dem prolabierten Hämorrhoidalknoten die spontane Reposition verwehrt. Es kommt zur Thrombose in den Gefäßkonvoluten und im weiteren Verlauf zu einer Inkarzeration oder Schrumpfung des Knotens. Dieser Vorgang ist als eine Selbstheilung der Natur zu betrachten.

Wir verordnen dem Patienten Bettruhe, feuchte Kompressen und ein Analgetikum. Da die Defäkation schmerzhaft ist, erhält der Patient ein Gleitmittel und anästhesierende Suppositorien. Bereits nach einigen Tagen ist der Patient beschwerdefrei. Nach 2 Wochen ist der Knoten nicht mehr sichtbar. Lediglich eine hypertrophe Hautfalte zeigt die Einklemmungsstelle. Ist der Patient in der Folgezeit völlig beschwerdefrei und ist die Defäkation nicht schmerzhaft beeinträchtigt, so erübrigt sich jede weitere Therapie. Ansonsten führen wir eine maximale Analdilatation durch.

Andere Behandlungsmethoden

Neben den oben beschriebenen Verfahren sind noch einige andere Methoden zur Beseitigung der Hämorrhoiden entwickelt worden, so z.B. die kryochirurgische Therapie oder die Gummiligatur der Hämorrhoiden. Letzteres Verfahren soll bei entsprechender Indikationsstellung zu guten Ergebnissen führen.

Wir kommen bei der Behandlung der Hämorrhoiden immer ohne diese Verfahren aus und verzichten deshalb hier auf eine nähere Beschreibung.

Whitehead-Anus

An dieser Stelle möchten wir auf die Whitehead-Operation der Hämorrhoiden eingehen, die immer noch praktiziert wird, die aber die Analarchitektur unphysiologisch zerstört. Bei diesem Verfahren wird der Versuch unternommen, den gesamten, für die Kontinenz wichtigen Schwellkörper zirkulär im Analkanal zu entfernen (Whitehead 1887). Daneben werden auch andere für den Afterabschluß bedeutende Strukturen zerstört, so der M. canalis ani und die sensible Analkanalhaut mit den Krypten. Glücklicherweise gelingt die Operation wegen der starken Blutung oft nicht. In den Fällen wo die Whitehead-Operation „erfolgreich" durchgeführt werden konnte, gelangt die Analmukosa direkt an das verhornende Plattenepithel der perianalen Haut. Die Folgen sind meist Inkontinenz oder eine progrediente Analstenose. Wegen der kompletten Entfernung des Schwellkörpers und des M. canalis ani ist der Dauerverschluß aufgehoben, obwohl alle Sphinkteren erhalten sind. Die Patienten leiden unter Schleimfluß, Pruritus ani und Analekzemen. In einigen Fällen führt diese Operation zu einer derart starken narbigen Einengung der Analöffnung, daß die Anlage eines Bauchafters erforderlich wird.

Eine operative Korrektur dieses verstümmelnden Eingriffs kann mit hinreichendem Erfolg besonders dann versucht werden, wenn an einigen Stellen im Analkanal noch Reste der Analkanalhaut zurück geblieben sind. Wir lösen dazu die unphysiologische mukokutane Verbindung auf und präparieren die Schleimhaut aus dem Analkanal durch das narbige submuköse Gewebe nach oben frei. Anschließend wird die prolabierende Mukosa in Höhe der Anorektallinie mit einigen Nähten (resorbierbares Material) an der Muscularis propria angeheftet. Eine submuköse Injektion von Phenolmandelöl unterstützt die Verklebung der Schleimhaut an ihrer korrekten Lage. Die perianale Haut wird manchmal noch keilförmig radiär eingekerbt. Die Tannin-Rivanol-Tamponade des Analkanals lassen wir, wenn möglich, bis zu 3 Tage liegen. Die weitere Nachbehandlung gestaltet sich wie nach einer Hämorrhoidektomie. Die offen gelassene Analwunde epithelisiert innerhalb von 2–3 Wochen mit einer neuen nicht verhornenden Analkanalhaut zu. Sie kann häufig wieder das Gefühl des Stuhldrang vermitteln.

Durch die radiären Inzisionen der perianalen Haut wird die zirkuläre Struktur der Analöffnung aufgehoben oder erheblich verbessert. Auch wenn wir Beschwerden von seiten des Mukosaprolapses durch diese korrigierende Operation beseitigen, können die postoperativen Ergebnisse nicht darüber hinwegtäuschen, daß der totale Verlust des Schwellkörpers und des M. canalis ani und damit auch des Dauerverschlusses des Enddarms nicht kompensiert werden kann. Je radikaler die Whitehead-Operation seinerzeit durchgeführt wurde, desto schlechter ist unsere Chance, den entstandenen Schaden zu korrigieren. Die Whitehead-Operation demonstriert uns nachdrücklich, wie wichtig das Corpus cavernosum recti, die sensible Analkanalhaut und der M. canalis ani für die anorektale Dauerkontinenz sind.

12 Pruritus ani, Analekzem

Chronischer Juckreiz in der Analregion ist ein quälendes Symptom, dessen Ursache oft unbekannt bleibt. Therapeutisch günstig zu beeinflussen sind die Prurituserkrankungen, die durch pathologische Feuchtigkeit in der perianalen Region ausgelöst werden. Wiederherstellen des trockenen Milieus der perianalen Haut beseitigt meist sofort den Pruritus.

Ätiologie

Folgende Erkrankungen sind als Ursache für einen Pruritus ani und Analekzem bekannt: drittgradige Hämorrhoiden, die permanent oder passager problabieren, eine fehlerhafte Hämorrhoidektomie mit einem Schleimhautvorfall und eine Diarrhö. Diese Krankheiten verändern oft die perianale Hautfeuchtigkeit und bewirken nicht selten einen Analpruritus. Das gleiche gilt für den Mukosavorfall und den Rektumprolaps. Ebenso sind alle Grade der anorektalen Inkontinenz, Condylomata accuminata und auch Analfisteln für die Entwicklung eines chronischen Afterjuckreizes verantwortlich. Zu beachten sind kaum sichtbare intermuskuläre Fisteln und ihre äußeren Öffnungen am Afterrand, die häufig zwischen den beim Pruritus vergröberten perianalen Hautfalten verschwinden. Innere blinde oder innere vollkommene muskuläre Fisteln können ebenfalls ein feuchtes Hautmilieu erzeugen. Aber auch alle anderen Varianten der inneren anorektalen Fisteln können, besonders wenn sie anoperiert sind und die Abschlußkraft vermindert ist, durch ständige Schleim- und Eiterabsonderung den analen Juckreiz fördern. Alle offenen Stellen am Afterrand wie Operationswunden oder Fissuren nässen.

Sie können gleichfalls einen Juckreiz auslösen. Pilz und Wurmbefall (Oxyuren) erzeugen nicht selten einen Pruritus ani. Das gleiche gilt für das Erythrasma, eine Infektion mit dem Corynebacterium minutissimum. Da es Porphyrin bildet, kann es durch ultraviolettes Licht zum Fluoreszieren gebracht werden.

Bei einem Teil der Patienten in unserer Sprechstunde können die aufgezählten Ursachen nicht für den chronischen Juckreiz verantwortlich gemacht werden. Hier sprechen wir dann von einem idiopathischen Pruritus.

Klinik

Die perianalen Hautfalten sind ödematös verquollen. Beim akuten Pruritus ist die Haut rot. Je länger das Erscheinungsbild besteht, um so blasser wird die Hautoberfläche. Bei einem chronischen Pruritus gleicht sie einem verknitterten Pergamentpapier. Die Haut ist oft mit winzig roten Punkten übersät. Im Vergleich zum normalen Integument ist ihr Fettgehalt und ihre Elastizität vermindert. Histologisch ist diese Pruritushaut eindeutig charakterisiert.

Die Symptome der Patienten sind uniform. Sie werden durch das entnervende Jucken am Darmausgang bestimmt. Gewöhnlich nehmen die Beschwerden gegen Abend und bei Nacht im Bett zu. Warmes Wetter und Wollkleidung verstärken die Beschwerden. Kratzspuren und blutige Rhagaden in der Umgebung der äußeren Afteröffnung sind häufig zu beobachten.

Therapie

Gewöhnlich haben die Patienten schon viele Ärzte konsultiert ohne Eintritt eines dauerhaften Behandlungserfolgs. Zunächst fahnden wir nach den oben aufgezählten ätiologischen Faktoren, bevor wir uns der Diagnose idiopathischer Pruritus anschließen.

Vor allem muß dem Patienten die Vorstellung ausgeredet werden, er hätte ein Karzinom. In den meisten Fällen schwindet der Pruritus nach Beseitigung der ursächlichen Faktoren. Bei Patienten mit einer Analinkontinenz ist dies aber meist nicht möglich. Hier können nur symptomatische Maßnahmen wirksam werden, so in Form einer intensiven Analhygiene oder Darmregulation. Ebenso behandeln wir den idiopathischen Pruritus ani. Die Patienten sollten sich an eine geregelte Darmentleerung gewöhnen. Günstig sind in vielen Fällen eine abendliche Defäkation und ein anschließendes Sitzbad. Die perianale Haut sollte mit weichem Toilettenpapier oder besser mit einem feuchten, weichen Wollappen gereinigt werden. Durch Tupfen mit einem weichen Handtuch wird die perianale Haut abgetrocknet. Anschließend können Lösungen aufgetragen werden, die den Juckreiz beseitigen. Kortisonapplikationen sind sehr verbreitet. Sie haben aber nach unserer Erfahrung nur einen vorübergehenden Erfolg.

Blähende Substanzen und Alkoholgenuß sollten gemieden werden. In einigen Fällen hilft die Änderung des pH-Gehalts des Stuhls. Besonders saurer Stuhl wird für den Pruritus ani verantwortlich gemacht.

In schweren Fällen sollte Bettruhe und ein Sedativum verordnet werden. Für therapieresistente Fälle wird eine Exzision der perianalen, chronisch entzündeten Haut empfohlen (Hughes u. Cuthbertson 1977). Wir haben bisher keine Indikation für diese Methode gesehen.

13 Anorektale Schmerzen unbekannter Ursache

Die *Proctalgia fugax* ist ein periodisch auftretender Krampf der Bekkenbodenmuskulatur, der im Anorektum schmerzhaft empfunden wird. Sie kann zu unerträglicher Stärke anschwellen. Bei Jugendlichen ist sie häufiger als bei älteren Menschen. Fast immer handelt es sich um Männer. Unserer Erfahrung nach ist ein heißes Sitzbad in jedem Fall immer sehr wirkungsvoll. Wir verordnen nach gründlicher Routineuntersuchung der Anorektalregion für 1 Woche ein massives Spasmolytikum am Abend und für weitere 3 Wochen einen Tranquilizer. Damit wird gewöhnlich der Circulus vitiosus unterbrochen, der zu den Schmerzanfällen führt.

Die *Kokzygodynie* kommt fast nur bei Frauen vor. Wahrscheinlich handelt es sich um eine rheumatische Affektion der sakrokokzygealen Sehnen und Bänder des muskulären Beckenbodens. Die Kokzygodynie ist nach unserer Auffassung mit einer Epicondylitis humeri zu vergleichen. Einrenkmanöver des immer mobilen Steißbeins vom Analkanal her und Medikation starker Antirheumatika helfen sehr oft. Bei der rektalen Untersuchung solcher Fälle entdeckt man sehr selten einen stecknadelkopf- bis erbsengroßen Tumor, der auf der Innenfläche des Steißbeins getastet werden kann. Es ist ein Glomustumor, der exzidiert werden muß. Histologisch gleicht er den Glomustumoren an den Fingern und Zehen. Ob es sich in diesen Fällen um ein tumorös entartetes Glomus coccygeum handelt, ist unbekannt.

Immer wieder werden uns in der Sprechstunde Patienten mit einer Zerebralsklerose vorgestellt, die an sehr lästigen Schmerzen im Rektum leiden. Diese Patienten können wir nur symptomatisch behandeln, nachdem durch eine gründliche Untersuchung ein pathologischer Befund ausgeschlossen wurde.

Auch larvierte Depressionen können gelegentlich zunächst mit heftigsten Schmerzen in der Afterregion beginnen. Ein somatischer Befund ist bei diesen Patienten in der Analregion natürlich nicht zu finden. Erst eine psychiatrische Untersuchung deckt hier die eigentliche Krankheit auf. Durch entsprechende Medikation wird der Schmerzzustand sofort beseitigt.

14 Colitis ulcerosa und Enteritis regionalis granulomatosa im Anorektalbereich

Die ursächlich rätselhaften, degenerativen Kolitiden bzw. Enteritiden neigen zu analen und perianalen Entzündungen. Die Unterscheidung Colitis ulcerosa oder granulomatosa ist auch heute nicht selten oft unmöglich. Selbst die histologische Auskunft kann irrig sein. Übergänge der einen in die andere Kolitis sind unbekannt. Ebenso ist ein metachrones oder synchrones Vorkommen bei der Erkrankung bisher nicht beobachtet worden. Während eine Colitis ulcerosa und gleichzeitig bestehende anorektale Komplikationen durch eine Proktokolektomie endgültig geheilt werden können, sind granulomatöse Prozesse des Darms in manchen Fällen unheilbar. Die Colitis ulcerosa tritt in ihrer Häufigkeit heute immer mehr hinter dem Morbus Crohn zurück. Im Moment sehen wir eigentlich fast ausschließlich Darmerkrankungen, denen eine granulomatöse Entzündung zugrunde liegt.

Beide Kolitiden haben die nachfolgenden entzündlichen Störungen im Anorektalbereich gemeinsam:

- Fissuren (oft multipel),
- Rhagaden,
- Ulzera,
- Abszesse und Fisteln,
- perianales Ekzem.

Im Laufe jeder Kolitis treten diese Infekte in ¾ der Fälle auf. Erscheinung und Verlauf dieser Veränderung sind beim Morbus Crohn oft schwerer. Alle analen Entzündungen nehmen bei einem Schub der Kolitis bzw. Enteritis an Intensität zu, um dann wieder abzuklingen oder manchmal scheinbar auszuheilen.

Primär konservatives therapeutisches Vorgehen ist deshalb oft angezeigt. Eine Ausnahme machen nur die Abszesse, die sofort eröffnet werden sollten. Ist der akute Schub abgeklungen, so müssen wir uns mit den bestehenden Fisteln intensiv befassen. 25% aller Kolitiden im eigenen Krankengut (über 500 Fälle) haben eine anorektale Fistel. 18% betreffen die Colitis ulcerosa und 44% die Colitis granulomatosa (Jaeger, Stelzner 1980). Die perianalen Abszesse und Fisteln können bis zu 5 Jahre einer entzündlichen Darmerkrankung vorangehen. Bei einem Viertel unserer Patienten entwickelte sich ein oder mehrere Jahre vor Auftreten der Darmentzündung eine Analfistel. Diese Fisteln gleichen den autochthonen Fisteln darmgesunder Patienten in Art und Verlauf.

Abszesse und Fisteln, die synchron mit einer Enterokolitis auftreten, können in anorektale und enteroanale Infekte unterteilt werden. Die ersteren münden innerhalb und außerhalb der Sphinktermuskulatur, ohne sie ganz zu umgreifen. Letztere ziehen um das gesamte kontraktile Abschlußsystem herum. Die von den Proktodealdrüsen ausgehenden Entzündungen unterteilen wir in tiefe, die etwa die Hälfte der Sphinktermuskulatur umfassen und in hohe, die knapp unterhalb des Levatoransatzes ihren Quellgang im Analkanal entwickelt haben. In diesem Fall können mehr als $4/5$ des Abschlußsystems umgriffen sein.

Bevor Fisteln bei einer Begleitkolitis operiert werden, ist es dringend ratsam die Leistung des Kontinenzorgans zu objektivieren. Da Patienten mit einer Kolitis dauernd oder periodisch Diarrhöen haben, ist ihre subjektive Auskunft, ob sie kontinent sind oder nicht, ganz unzuverlässig. Nachweislich Kontinente beschmutzen sich manchmal, und total Inkontinente meinen, sie seien abschlußfähig, weil sie an das Tragen von Vorlagen gewöhnt sind, und Wundsekret und Darminhalt verwechseln. Eine schwere Colitis ulcerosa kann mit einer reversiblen Inkontinenz einhergehen. Während eines – heute seltenen – hochakuten Schubs verliert das Kontinenzorgan jeden Tonus. Dieser kann sich nach Abklingen der akuten Phase wieder erholen. Eine lange bestehende Colitis granulomatosa Crohn kann aber allmählich zu einer vollständigen und bleibenden Vernichtung des Kontinenzorgans führen.

Die entsprechende Messung dient dazu, alle diese Möglichkeiten festzuhalten, der dann die Aufklärung des Patienten folgt.
Die tief mündenden Fisteln können wir grabenförmig freilegen. Die vorher gemessene Kontinenz bleibt unbeeinträchtigt. Die hohen trans- und extrasphinkteren Fisteln raten wir, bei einer makrosko-

pisch und klinisch deutlichen Proktitis gleich welcher Art, nur bis an den Sphinkter ani externus profundus grabenförmig freizulegen. Der Restgang bis zur Krypte soll uneröffnet bleiben. Dadurch wird die Kontinenzleistung sicher bewahrt. Der Patient merkt kaum die Symptome der nur wenige Millimeter langen Restfistel, da die Symptomatologie der unheilbaren Proktitis ganz im Vordergrund steht. Im Gegensatz zu Restfisteln bei autochthonen Fällen haben wir von diesen Restgängen bei einer gleichzeitig bestehenden Proktokolitis bisher keine darauf zurückzuführenden Rückfälle beobachtet.

Auch bei den Kolitiden sind alle Abszesse und Fisteln nur operativ heilbar oder zumindest zu bessern. Eine Eigenheit dieser Prozesse, vor allem bei der Enteritis regionalis Crohn, ist manchmal ihre verminderte oder fehlende Heilungstendenz. In seltenen Fällen kann trotz korrekter Freilegung, die bei autochthonen Fisteln eine Heilung garantiert, die Fistelung fortschreiten. Die gesamte perianale, gluteale und inguinale Region wird zunehmend unterminiert. Besteht bereits eine ausgedehnte destruktive granulomatöse Fistel bei einer Enterocolitis Crohn, so ist ein derartiger Verlauf sicher zu erwarten. Diese Fisteln sind deshalb lokal inoperabel.

Bei der Mehrzahl unserer Patienten mit einer Kolitis zieht die Fistel zwischen mittlerem und oberem Drittel des Analkanals zur inneren Fistelöffnung. Hier kann der Fistelgang von Anfang bis zum Ende bis hinauf zur inneren Infektionsquelle freigelegt werden. Die so trichterförmig geschaffene Wunde verheilt bei der Hälfte der Patienten mit entzündlicher Darmerkrankung innerhalb von 8–12 Wochen. 10% erweisen sich als unheilbar und beim Rest kann die Wundheilung bis zu 3 Jahren nach dem Eingriff dauern (Hansen 1983). Die Gründe, warum die Heildauer bei manchen Fistelwunden verzögert ist oder fast steht, sind bisher unbekannt. Nur bei einem Teil dieser Patienten ist ein erneuter Entzündungsschub im Darm nachweisbar. Selten, oft nach Monaten oder Jahren, kann bei einer Crohn-Erkrankung im Bereich einer bereits verheilten Fistelnarbe ein flaches Ulkus entstehen. Dieses Geschwür entspricht wohl den perianalen und intraanalen Ulzerationen, die auch spontan bei einer granulomatösen Darmerkrankung auftreten können. Es bildet sich unter konservativer Behandlung wieder zurück.

Die Enterocolitis granulomatosa Crohn geht manchmal mit Abszessen und Fisteln einher, die sich neben dem After eröffnen, die aber von einem entzündeten Darmsegment ausgehen. Diese enteroanalen Fisteln können nur durch eine Segmentresektion des fistelnden Eingeweides zur Ausheilung gebracht werden. Voraussetzung hierzu ist der korrekte präoperative radiologische Nachweis der Fistelquelle im erkrankten Darm.

Lange bestehende Anorektalläsionen können von einer Analkanalstenose gefolgt sein, die bis in das Rektum hinaufreicht. Hier genügt oft die Dehnung in Narkose. Dies gilt auch für die Fissuren, die man schonend durch Dehnung der analen Sphinkteren und niemals durch eine Sphinkterotomie behandeln sollte. Die Gefahr einer Inkontinenz durch eine Sphinkterotomie ist hier sehr groß. Auch Hämorrhoiden sollten besser nicht operativ behandelt werden. Hämorrhoiden 1. und 2. Grades, die ja nur bluten oder passager vorfallen, machen sich während eines Kolitisschubs oder bei einer floriden Kolitis kaum bemerkbar. Ihre Symptomatologie gleicht denen der Kolitis. Nur vorfallende Hämorrhoiden können manchmal lästige Beschwerden bereiten. Eine Inkarzeration haben wir jedoch nie gesehen. Trotz eines störenden Vorfalles ist vor einer chirurgischen Sanierung der Hämorrhoiden besonders bei Morbus Crohn zu warnen, da dieser Eingriff eine sehr hohe Komplikationsrate (50%) zur Folge haben kann. Unheilbare Ulzera an den Exzisionsstellen im Analkanal und transsphinktere Fistelbildung sind danach zu beobachten.

Zusammenfassend sind Anorektalläsionen bei den Kolitiden erst konservativ zu behandeln, besonders im akuten Schub. Operatives Vorgehen erfordert langjährige Erfahrung; eine vorsichtige Indikationsstellung ist grundsätzlich angezeigt. Sehr stark verzögerte Heilung, Unheilbarkeit und auch Rückfälle sind nicht selten.

15 Rektumprolaps

Dieses Krankheitsbild ist gekennzeichnet durch einen partiellen oder vollständigen Vorfall aller Teile der Rektumwand. Der Analkanal ist typischerweise an dem Vorfall nicht beteiligt. Besonders aus therapeutischen Gründen ist die sorgfältige Abgrenzung von einem Vorfall der analen Schleimhaut oder eines hyperplastischen Schwellkörpers nötig.

Ätiologie und Pathogenese

Über Ursache und Entwicklung eines Mastdarmvorfalls wurden verschiedene Theorien entwickelt. Keine ist aber restlos überzeugend. Die Überlegungen müssen folgende Beobachtungen berücksichtigen: Das weibliche Geschlecht wird etwa 10mal häufiger vom Rektumprolaps befallen als das männliche Geschlecht. Der Vorfall tritt im mittleren und fortgeschrittenen Lebensalter auf. Schwangerschaften und Entbindungen haben keinen begünstigenden Einfluß auf das Entstehen eines Rektumvorfalls. Mentale und neurologische Störungen sind in dieser Krankheitsgruppe häufiger nachzuweisen. Besonders jugendliche Patienten mit dem Rektumprolaps leiden oft unter neurologischen und psychiatrischen Erkrankungen.
Bei der überwiegenden Mehrzahl älterer Patienten mit einem Rektumprolaps konnten wir einen derartigen Zusammenhang aber nicht feststellen.
Die Pathogenese des Rektumprolapses wird deshalb sicher durch die geschlechts-spezifische unterschiedliche Anatomie des Beckens und der Beckenbodenmuskulatur sowie der Sphinkteren beeinflußt. Das weibliche Becken ist weiter, der Beckenbodenabschluß ist

wegen des Durchtritts der Vagina schwächer und die äußeren Sphinkteren sind bei der Frau im Bereich der vorderen Kommissur schmächtiger.

Da Multiparae nicht häufiger an einem Rektumprolaps erkranken, muß eine weitere Störung hinzukommen. Folgende pathogenetische Faktoren werden postuliert:

1. Lähmung der Beckenbodenmuskulatur,
2. Vertiefung der Excavatio rectovesicalis sive rectouterina,
3. Lähmung der Rektumampulle.

Allgemein wird der Rektumprolaps als eine Gleithernie aufgefaßt. Welcher der aufgeführten pathogenetischen Faktoren die Hernienbildung am Beckenboden begünstigt, ist zur Zeit nicht schlüssig beweisbar. Nachgewiesen ist, daß initial zunächst nur die oberen Abschnitte des Rektums in das Darmlumen prolabieren. Später kommt es zu einer fortschreitenden Einstülpung der Rektumwand, die zu einer Procidentia recti führt.

Nach unseren Vorstellungen wird dieser Vorgang vermutlich durch eine unzureichende bindegewebige Verankerung des Mastdarms im Becken und eine gleichzeitige Minderung der rektalen Muskelaktivität hervorgerufen. Erschlaffte Beckenbodenmuskulatur und vertiefter Douglas-Raum sind demnach eine sekundäre Folge des Prolapses. Dafür spricht auch der unterschiedliche therapeutische Erfolg verschiedener Operationsmethoden beim Rektumprolaps. Rekonstruktionen am Beckenboden sind weniger erfolgreich als Methoden, bei denen der Mastdarm an der präsakralen Faszie befestigt wird.

Klinik

Die meisten Patienten kommen wegen des prolabierenden Darms in die Sprechstunde. In vielen Fällen besteht der Vorfall schon seit einigen Jahren. Anfänglich fällt der Darm nur gelegentlich beim Stuhlgang, später auch spontan beim Husten oder Gehen vor. Je ausgeprägter der Rektumprolaps ist, um so stärker fühlen sich die Patienten durch die Erkrankung beeinträchtigt. Dagegen werden begleitende Symptome wie Inkontinenz, Abgang von Schleim und

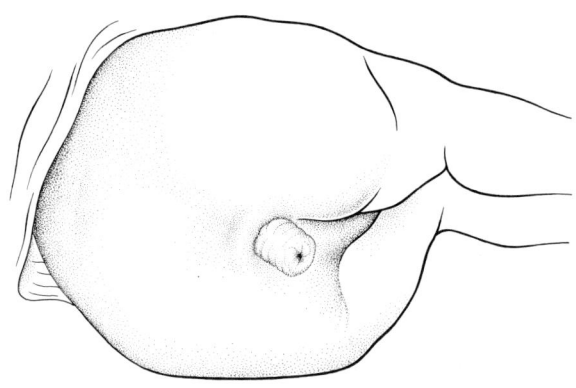

Abb. 48. Rektumprolaps

Blut als weniger störend empfunden. Selten veranlassen diese sekundären Symptome eine ärztliche Untersuchung, die dann als auslösende Ursache den Mastdarmvorfall aufdeckt.

Bei einem kompletten Vorfall stülpt sich der Mastdarm über eine Länge von 10-20 cm durch den Analkanal nach außen vor (Abb. 48). Charakteristischerweise ist die vorfallende Darmschleimhaut zirkulär gefaltet. Die Fältelung kann aber fehlen, wenn die Schleimhaut durch häufiges Prolabieren ödematös verquollen ist oder wenn gleichzeitig mit dem Mastdarmprolaps auch Anteile der Peritonealhöhle, in erster Linie also Dünndarmschlingen, prolabieren. Im letzteren Fall kann das Ausmaß des Mastdarmvorfalls eine enorme, beunruhigende Größe annehmen. Die Reposition des vorgefallenen Darms durch den schlaffen Analkanal gelingt jedoch meist problemlos.

Der alleinige Vorfall der vorderen Rektumwand wird seltener beobachtet. Hier stülpt sich die Darmwand über eine kurze, etwa 3-4 cm lange Strecke semizirkulär vor. Die Abgrenzung gegenüber einem Schleimhautvorfall kann gelegentlich schwer sein. Die analen Sphinkteren sind bei diesem partiellen Vorfall ebenfalls schlaff und haben eine verminderte Kontraktionskraft. Besonders an der vorderen Kommissur des Analkanals tastet man nur einen schmalen Muskelring. Am meisten werden diese Patienten durch eine behinderte Stuhlentleerung beeinträchtigt. Pressen verstärkt das Obstruktionsgefühl. Dieses Krankheitsbild wurde von Parks (1966) als „Descending-Perineum-Syndrom" bezeichnet.

Diagnose

Die anamnestischen Angaben sind wegweisend. Ein typischer Rektumvorfall bietet dem Untersucher keine diagnostischen Schwierigkeiten. Die zirkuläre Beschaffenheit der Rektumschleimhaut und ihre blaurote Farbe sind unverwechselbar.

Ein Rektumprolaps kann dann übersehen werden, wenn die Patienten sich nicht wegen des Vorfalls, sondern wegen des Gefühls der unvollständigen Darmentleerung oder Schleimfluß aus dem Anus vorstellen.

In solchen Fällen sollten die beim Spreizen leicht klaffende Analöffnung und der herabgesetzte Tonus im Analkanal hinweisende Symptome sein. Die Aufforderung zum kräftigen Pressen bringt den eindeutigen Nachweis.

Bei der Rektoskopie findet man eine dunkelrote, trockene Schleimhautoberfläche. Gelegentlich sind ein Schleimhautödem und kleine Schleimhautulzerationen sichtbar.

Von prolabierenden, drittgradigen Hämorrhoiden, dem sogenannten Analprolaps, ist der Rektumvorfall durch die zirkulär gefaltete Schleimhaut leicht zu unterscheiden. In seltenen Fällen können Hämorrhoiden und Rektumprolaps gemeinsam vorkommen. Beim Mukosaprolaps fällt die schlaffe anale Schleimhaut in das Proktoskop oder vor das Anallumen. Der Schleimhautvorfall wird am häufigsten an der vorderen Kommissur als halbmondförmiges Schleimhautsegel beobachtet. Die Oberfläche ist kirschrot verfärbt. Die Schleimhaut ist wenig ödematös und überlappt sich.

Therapie

Der Rektumprolaps des Kleinkinds benötigt keine operative Behandlung. Er bildet sich spontan zurück und kann daher überwiegend konservativ behandelt werden. Nur in seltenen Fällen bei einem massiven Prolaps mit Schleimhauterosionen und ständigem

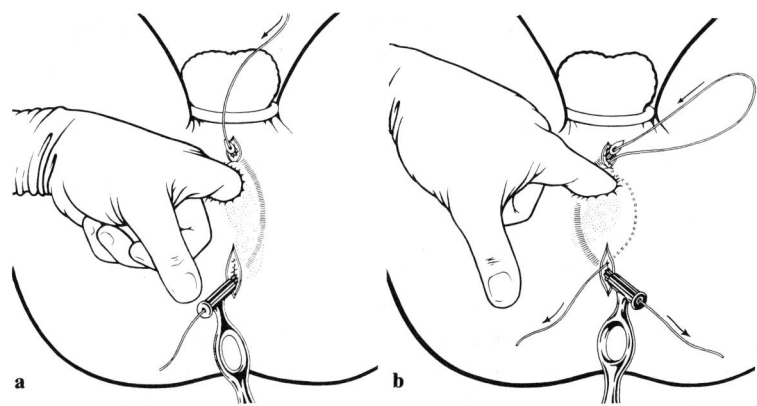

a   **b**

Abb. 49 a, b. Legen eines sublevatorischen Drahtrings. **a** Unter digitaler Führung wird eine halbkreisförmige Hohlkanüle zunächst linksseitig unterhalb
der Levatormuskeln um die analen Sphinkteren geführt. Durchzug eines
0,8 mm starken Stahldrahts. **b** Anschließend wird die Hohlkanüle über die
kokzygeale Inzision um die rechte Seite des Schließmuskelrings geschoben.
Nach Ausleitung des Drahts werden die Drahtenden unter digitaler Kontrolle (Zeigefinger bzw. Kleinfinger) verdreht

Blutabgang kann *passager* ein sublevatorischer Drahtring (Thiersch-
Ring) eingelegt werden (Abb. 49). Er sollte nach einem halben Jahr
wieder entfernt werden.

Der Rektumprolaps des Erwachsenen kann dagegen nur operativ
beseitigt werden. Entsprechend der noch nicht hinreichend geklär-
ten Pathogenese des Rektumprolapses wurden in der Vergangenheit
zahlreiche Operationsmethoden zur Beseitigung des Vorfalls
beschrieben. Wir verwenden seit über 10 Jahren nur noch eine Operation, die im folgenden näher erläutert werden soll.

Durch eine untere mediane Laparatomie wird das Rektum dargestellt und in typischer Weise wie bei einer Rektumresektion allseitig
bis zum Beckenboden freipräpariert. Die Präparation in den richtigen Schichten (Spatium retrorectale und Spatium praerectale)
gelingt ohne wesentliche Blutung. Nachdem das Rektum über die
peritoneale Umschlagfalte hinaus rundherum freiliegt, wird ein
resorbierbarer Kunststoffschwamm eingebracht. Dieser sog. Ivalonschwamm besteht aus einem Polymer der Polyvinylsäure. Er ist sehr

porös und wird vor der Fixation an der präsakralen Faszie in physiologischer Kochsalzlösung eingeweicht. Zuvor muß man ihn so zurechtschneiden, daß er den Mastdarm über eine Länge von etwa 10 cm gut umschließt. Früher fixierten wir den Schwamm an der präsakralen Faszie mit mehreren Knopfnähten. Heute befestigen wir den Schwamm i. allg. nur noch mit einem, gelegentlich mit zwei kaudalen Fäden an der Kreuzbeinfaszie (Abb. 50 a). Danach wird der Schwamm beidseits um das Rektum gelegt und an der Vorderwand durch wenige Knopfnähte befestigt. Zwischen beiden Nahtreihen sollte ein etwa einen Querfinger breiter freier Spalt belassen werden (Abb. 50 b). Dies erlaubt der Rektumampulle, sich bei der Füllung ohne Behinderung zu dehnen. Die Nähte sollten gerade durch die Muskulatur geführt werden. Zu tiefe Einstiche könnten eine Infektion begünstigen. Wir haben ein derartiges Ereignis bisher einmal gesehen. Vor dem Verschluß des Beckenbodenperitoneums sollte das Wundgebiet trocken sein. Eine Drainage ist nachteilig. Auf eine bislang nicht beachtete Komplikation müssen wir inzwischen aufmerksam machen: es ist der mögliche Potenzverlust bei männlichen Patienten nach Implantation eines Ivalonschwamms. Besonders im höheren Lebensalter tritt eine derartige Schädigung leichter ein. Die Beeinträchtigung der Geschlechtsfunktion kann sowohl die Erektion (Nn. erigentes) als auch die Ejakulation (N. hypogastricus) betreffen. Es ist nicht sicher geklärt, ob die Beschädigung der Nervenfunktion präparatorisch bedingt ist, oder Folge der entzündlichen Reaktion im Bereich des resorbierbaren Schwammes. Zur Vermeidung eines Ejakulationsverlustes endet die Präparation im Spatium prärectale beim Mann oberhalb der Samenblasen, und damit oberhalb der Denonvillier-Faszie. Der sich unterhalb des Promotoriums aufzweigende N. hypogastricus liegt auf der Fascia pelvis parietalis interna und kann durch Operieren nahe der hinteren Grenzlamelle sicher geschont werden.

Diese Operation ist wenig belastend und daher auch bei älteren Patienten zur Sanierung des Rektumprolapses geeignet. Die Rezidivrate ist niedrig (5% bei 140 Implantationen).

In der postoperativen Phase erhalten die Patienten anfänglich ein Gleitmittel. Später reicht eine Darmregulation durch flüssigkeitsreiche und ballastreiche Kost aus. Bei der Hälfte der operierten Patienten kann die schon präoperativ bekannte Abschlußschwäche ge-

Abb. 50 a, b.
Rektopexie durch einen
Ivalonschwamm

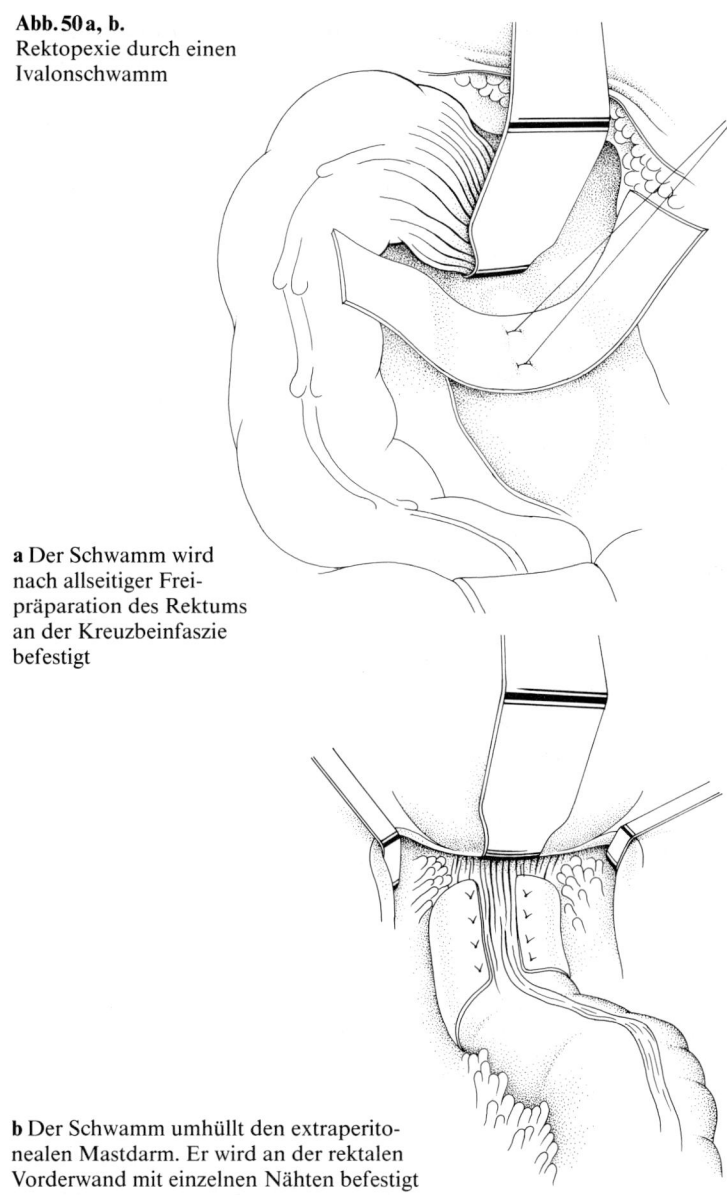

a Der Schwamm wird
nach allseitiger Frei-
präparation des Rektums
an der Kreuzbeinfaszie
befestigt

b Der Schwamm umhüllt den extraperito-
nealen Mastdarm. Er wird an der rektalen
Vorderwand mit einzelnen Nähten befestigt

bessert werden. Nur in wenigen Fällen tritt eine Minderung der Abschlußkraft nach Beseitigung des Rektumprolapses stark in den Vordergrund.

Hier kann der Versuch unternommen werden, durch eine dorsale Sphinkterraffung die Abschlußleistung der Sphinkteren zu verbessern (Stelzner). Durch einen bogenförmigen Hautschnitt zwischen Steißbein und Anus werden die äußeren Sphinkteren, der M. puborectalis aufgesucht und im intermuskulären Raum vom inneren Schließmuskel abgelöst. Die dadurch entstehende Muskelschleife wird durch einzelne U-Nähte gerafft. Es resultiert eine elastische Stenosierung des Analkanals, die in der Lage ist, den herabgesetzten Sphinktertonus zu kompensieren.

Der partielle Rektumvorfall der vorderen Wand kann durch eine Rektopexie nicht mit gutem Erfolg behoben werden. Nach unseren bisherigen Erfahrungen wird diese meist therapieresistente Prolapsform am ehesten durch eine dorsale Sphinkterraffung behandelt.

16 Ulcus recti

Aus unbekannter Ursache kann im Rektum ein torpides Geschwür auftreten, das nach dem ersten Eindruck einem Krebs mit ausgeprägtem Randwall gleicht. Das Geschwür hat einen speckig flachen Grund. Der Wall ist mit entzündlich veränderter Mukosa überzogen. Das harte Ulkus ist auffallend gut beweglich. Es kommt fast ausschließlich im Bereich der Ampulla recti vor. Histologische Untersuchungen ergeben trotz mehrfachen Exzisionen ausschließlich eine hochgradige, chronisch fibroplastische Entzündung der Rektumschleimhaut. Die Muscularis propria ist nicht betroffen. Granulome fehlen.

In der Anamnese der Patienten kommt nahezu regelmäßig eine jahrelange Obstipation vor. Der Allgemeinzustand ist nicht beeinträchtigt. Symptome fehlen meist oder gleichen dem des Karzinoms: Blut- und Schleimabgang.

Bei Symptomfreiheit ist außer der Darmregulation keine Therapie erforderlich. Bei ausgeprägten Beschwerden kann eine Kontinenzresektion erwogen werden.

Neben diesen trägen, oft jahrzehntelang bestehenden Mastdarmgeschwüren gibt es noch solitäre Ulcera recti als Begleiterscheinung bei einem Rektumprolaps. Diese Geschwüre können schon vor dem äußeren Vorfall der Mastdarmwand beobachtet werden. Vermutlich handelt es sich um Dekubitalulzera als Folge der Intususzeption der Rektumvorderwand. Diese Geschwüre sind oft flach und leicht erhaben. Man findet sie fast ausschließlich an der Rektumvorderwand. Die Patienten empfinden im Bereich dieser Stelle einen dumpfen Schmerz. Nach Beseitigung des Rektumprolapses schwinden die Geschwüre, und die Patienten werden beschwerdefrei.

Eine weitere Form solitärer Mastdarmgeschwüre sind die akut blutenden Ulcera recti. Als wenige Millimeter große Defekte liegen sie inmitten intakter Schleimhaut. Am Boden des Geschwürs liegt immer eine arrodierte Arterie, aus der sich pulsierend Blut entleert. Die Hämorrhagie in dem unteren Verdauungstrakt führt immer zu einem Blutsturz mit Hb-Abfall und nicht selten zu einem hypovolämischen Schock. Der Nachweis dieses Geschwürs ist aufgrund der versteckten Lage der kleinen, unscheinbaren Läsion, vor allem aber auch wegen der großen Blutmassen in der Rektumampulle und der Unkenntnis dieser Blutungsmöglichkeit erschwert. Durch ein großlumiges Rektoskop gelingt mit Hilfe eines Saug-Spülrohrs der sichere Nachweis dieses seltenen Ulkus. Es liegt überwiegend an der Rektumvorderwand, seltener an der Hinterwand, aber immer deutlich oberhalb des Analkanals. Wird das Ulkus frühzeitig diagnostiziert, ist eine Blutstillung mit einer einzigen submukösen Unterspritzung von 5%igen Phenol-Mandelöl möglich. In Spätfällen, wenn der Ulkusrand derb und steif ist, muß eine Exzision und Umstechung vorgenommen werden. Rezidive haben wir bei den von uns beobachteten Fällen niemals gesehen.

17 Kolorektale Polypen

Die Bezeichnung Polyp ist unspezifisch und stellt einen Sammelbegriff dar. Als Polyp wird jede umschriebene Veränderung bezeichnet, die die Oberfläche der Darmschleimhaut vorwölbt, gleichgültig ob diese Veränderung gestielt ist oder breitbasig aufsitzt. Die Bedeutung der Polypen besteht in der gefürchteten Möglichkeit einer malignen Entartung. In diesem Kapitel sollen besonders die Malignität der verschiedenen Polypen und ihr Entartungsrisiko näher beleuchtet werden.

Pathogenese und Pathomorphologie

Nach pathogenetischen Gesichtspunkten können wir die Dickdarm- und Enddarmpolypen einteilen in:

1. neoplastische Polypen,
2. metaplastische Polypen,
3. entzündliche Polypen,
4. hamartomatöse Polypen.

Eine weitaus differenziertere Klassifikation der intestinalen Polypen bzw. Tumoren wurde kürzlich von der WHO getroffen (Tabelle 4). Sie weicht nicht grundsätzlich von der hier gegebenen Einteilung ab. Es werden nur viel spezifizierter die pathologisch-anatomischen Grundlagen der einzelnen Polypen berücksichtigt. In der klinischen Praxis hat sich jedoch die Einteilung entsprechend der Pathogenese in vier Polyptypen bewährt.

Tabelle 4. WHO-Klassifikation der kolorektalen Tumoren

   I. Epitheliale Tumoren
     A. Benigne
       1. Adenom
         a) Tubulär (adenomatöser Polyp)
         b) Villös
         c) Tubulovillös
       2. Adenomatose (adenomatöse Polyposis coli)
     B. Maligne

  II. Karzinoidtumoren

 III. Nichtepitheliale Tumoren

 IV. Hämopoetische und lymphatische Neoplasien

  V. Unklassifizierte Tumoren

 VI. Sekundäre Tumoren

VII. Tumorähnliche Veränderungen
     A. Hamartome
       1. Peutz-Jeghers-Polyp und -Polyposis
       2. Juveniler Polyp und Polyposis
     C. Hyperplastischer (metaplastischer) Polyp
     D. Benigner lymphoider Polyp und Polyposis
     E. Entzündlicher Polyp
     F. Colitis cystica profunda
     G. Endometriose

VIII. Epithelatypie bei Colitis ulcerosa

Neoplastische Polypen

Die *neoplastischen* Polypen umfassen die sog. Adenome und Papillome der Schleimhaut. Makroskopisch sind sie bunte Polypen. Ihre Oberfläche ist dunkler als die gesunde Mukosa und meist rotbräunlich verfärbt.

Das *Adenom* besteht aus einer kompakten, runden Masse von Drüsengewebe. Nach der neuen WHO-Einteilung wird es als tubuläres Adenom bezeichnet. Unter den neoplastischen Polypen ist das Adenom am häufigsten. Es steht an zweiter Stelle aller vorkommenden Dickdarm- und Enddarmpolypen. Anfänglich ist es sessil. Bei Vergrößerungen fällt es jedoch in das Lumen vor. Dabei entwickelt sich nicht selten ein schlanker Stil, der von gesunder Schleimhaut bedeckt ist und Anteile der Submukosa enthält.

Die *selteneren Papillome* bestehen aus zahlreichen zottenartigen Falten, die jeweils mit einer Epithellage bedeckt sind. Gewöhnlich sitzen sie breitbasig auf der Unterlage und können sich über eine große Fläche ausbreiten. Die Papillome entsprechen den villösen Adenomen der WHO-Klassifikation. In der Klinik werden sie häufig auch als Zottentumore bezeichnet. Eine Mischform, das tubulovillöse Adenom, wird in letzter Zeit immer häufiger beobachtet.

Zottenpolypen können in etwa 30–60% karzinomatös entarten. Von den adenomatösen Polypen ist bekannt, daß sie seltener in einen Krebs übergehen (Muto 1975). Mit zunehmender Größe dieser Polypen wird jedoch der Prozentsatz einer malignen Entartung höher. Man nahm deshalb früher an, daß Adenome und Papillome zwei pathogenetisch völlig verschiedene Polypen darstellen. Aufgrund neuerer Untersuchungen scheint dies nicht der Fall zu sein. Danach stellen diese beiden Polypen lediglich die Endpunkte von zwei unterschiedlich dynamischen Wachstumsprozessen dar, die von den Kryptenzellen ausgehen.

Bei der sogenannten familiären Polyposis coli können diese neoplastischen Polypen zu Hunderten, ja zu Tausenden im Enddarm und Dickdarm auftreten. Hier entsteht in einem sehr hohen Prozentsatz bis zum 40. Lebensjahr ein Adenokarzinom auf dem Boden der erkrankten Mukosa. Dieses dominant vererbliche Leiden kann auch in Verbindung mit mesodermalen und mesenchymalen Tumoren auftreten. Es wird dann Gardner-Syndrom genannt. Eine seltenere Assoziation der familiären Polyposis coli mit Hirntumoren ist das Turcot-Syndrom. Allen diesen Polyposisformen gemeinsam ist das gehäufte Auftreten von neoplastischen Polypen und die hohe karzinomatöse Entartungsrate.

Metaplastische Polypen

Der metaplastische Polyp wird gewöhnlich bei der Rektosigmoidoskopie gefunden. Ihm begegnen wir in der Klinik weitaus am häufigsten. Er ist ein kleiner sessiler Polyp, der nur wenige Millimeter groß wird. Äußerlich unterscheidet er sich von der normalen Schleimhaut nur durch eine leichte Erhabenheit und eine etwas blassere Schleimhautfarbe. Bei einiger Übung kann er bereits makroskopisch erkannt werden. Histologisch ist bei diesem Polyp die reguläre zylindrische Anordnung verlorengegangen. Die Krypten sind sägeblattartig gefaltet und zystisch dilatiert. Dieser Polyp ist harmlos. Er wird als eine Altersform der Schleimhaut aufgefaßt und entartet nie.

Entzündliche Polypen

Eine häufig bei Jugendlichen zu beobachtende entzündlich bedingte polypöse Schleimhautveränderung ist der sogenannte *lymphatische* Polyp. Wir finden ihn meist im Rektum und Ileum als kleine, multipel vorkommende Schleimhautvorwölbung. Es handelt sich dabei um eine submuköse Lymphknotenvergrößerung, die von einer völlig normalen Schleimhaut bedeckt ist.

Im Rahmen einer ulzerösen Darmerkrankung, z. B. der Colitis ulcerosa, können *entzündliche Pseudopolypen* entstehen, die Reste der normalen Mukosa und Submukosa sind. Sie entstehen manchmal in großer Anzahl, als Folge der tiefgreifenden Unterminierung der Schleimhaut. Diese entzündlichen Pseudopolypen haben kein erhöhtes Entartungsrisiko. Bei der Colitis ulcerosa entwickelt sich typischerweise der Krebs aus den flachen atrophischen Schleimhautabschnitten.

Hamartomatöse Polypen

Die hamartomatösen Polypen bestehen aus einer abnormen, überschießenden Gewebsmischung von normalen Bestandteilen der Darmwand. Zu ihnen zählt der *juvenile Polyp* oder *Retentionspolyp* des Kindes. Er kann bis zu mehreren Zentimetern groß werden und imponiert als eine glasige Erhebung mit einer glattrunden Oberfläche. In den Polypen befinden sich vielfach zystisch erweiterte Drüsen, die mit normalem Epithel ausgekleidet sind und Schleim enthalten. Dieser Polyp kann sekundär entzündlich verändert sein und ein Ulkus ausbilden. Durch Blutung und Schleimfluß macht er sich dann bemerkbar. Diese Symptome können im übrigen bei allen anderen Polypen in wechselnd starken Grade auftreten.

Der juvenile Polyp heilt häufig spontan durch Selbstamputation, wahrscheinlich, weil bei diesem Polyp die Muscularis mucosae am Aufbau dieser polypoiden Veränderung nicht beteiligt ist. Auch bei Erwachsenen können diese Retentionspolypen noch gefunden werden. Eine Krebsbildung in diesem Polyp ist nicht bekannt.

Auch der seltene sogenannte *Peutz-Jeghers-Polyp* gehört zu den hamartomatösen Mißbildungen. Er ist gewöhnlich im Dünndarm ausgebildet. Manchmal kann er aber auch solitär im Dickdarm vorkommen. Morphologisch wird dieser Polyp durch eine überschießende Fehlbildung der Muscularis mucosae charakterisiert. Die Schleimhaut ist jedoch normal gestaltet. Im Rahmen des Peutz-Jeghers-Syndroms wurden vereinzelt Karzinomentwicklung im Magen und Duodenum beschrieben. Der Zusammenhang zu den Polypen ist aber heute noch sehr umstritten. Die Annahme eines erhöhten Entartungsrisikos dieser Polypen ist bisher nicht ausreichend begründet.

Differentialdiagnose

Nicht selten werden *hypertrophe Analpapillen* mit Enddarmpolypen verwechselt. Sie entstehen in Begleitung einer chronischen Analfissur und stellen Reste der Proktodealmembran dar. Histologisch findet man in ihnen vermehrtes Bindegewebe, das von einem unveränderten Plattenepithel des Analkanals überzogen ist. Sie werden niemals bösartig. Da sie gelegentlich als große, kugelige Gebilde aus dem Anus prolabieren, werden sie operativ abgetragen.

Wir kennen noch weitere intestinale Tumoren, die von den Bestandteilen der Darmwand ausgehen können, wie z. B. der glatten Muskulatur, dem Fett- und dem Bindegewebe. Wenn sie sich in das Darmlumen vorwölben, werden sie auch als Darmpolyp bezeichnet. Wegen ihrer Seltenheit sollen sie jedoch hier vernachlässigt werden.

Entartungsrisiko

Von den vielen Polypen, die wir im Dickdarm und Enddarm finden können, hat nur ein Polyp das Risiko einer malignen Entartung: der neoplastische Polyp. Über diese Polypart haben sich in den letzten Jahren folgende allgemein akzeptierte Erkenntnisse gebildet:

1. Zottenpolypen oder Papillome haben ein großes malignes Potential.
2. Das Risiko einer karzinomatösen Entartung steigt mit zunehmendem Umfang jedes neoplastischen Polyps.
3. Zottenpolypen sind gewöhnlich groß und haben eine Wachstumstendenz; dagegen sind die tubulären Adenome klein und vergrößern sich seltener.

Bemerkenswert in diesem Zusammenhang ist die Tatsache, daß nur ca. 1% aller neoplastischen Polypen von einer Größe über 2 cm tubuläre Adenome sind. Sie stellen aber das weitaus größte Kontingent der neoplastischen Polypen dar.

Es erheben sich damit mehrere Fragen. Sind diese Adenome grundsätzlich als eine Vorstufe zum Karzinom zu betrachten oder entsteht nicht vielmehr ein Krebs de novo in einer unveränderten Mukosa? Wie hoch ist das Risiko einer Karzinombildung für einen Patienten mit einem singulären Adenom, und gibt es Anhaltspunkte, zu welchem Prozentsatz ein Adenom i. allg. in einen Krebs übergeht?

Zellatypien und fokales Karzinom in einem neoplastischen Polypen sind Vorstufen zu einer malignen Entartung, die nach umfangreichen Untersuchungen (Morson 1974) in den malignen Polypen mit invasivem Krebswachstum münden. Der Zeitraum, in dem ein derartiger Übergang beobachtet wurde, beträgt 5–25 Jahre. Der mögliche Zeitraum für die Adenom-Krebsfolge wird uns präzise durch die Betrachtung der Polyposis coli dokumentiert. Diese Krankheit ist eine fast 100%ige Präkanzerose und erlaubt daher Rückschlüsse auf die Pathologie der Polyp-Krebs-Sequenz. Das Zeitintervall zwischen Diagnose der Polyposis und der nachfolgenden malignen Transformation bei 1 von 100 Polypen beträgt im Mittel 12 Jahre. Demgegenüber liegen die Altersgipfel der singulären Adenom- und Karzinomträger in den meisten Statistiken nur 6–7 Jahre auseinander. Diese zeitlichen Abstände sind, wie wir meinen, zu kurz, um jede Darmkrebsentwicklung ausschließlich über eine polypöse Malignomvorstufe zu erklären.

In einer tierexperimentellen Studie konnte gezeigt werden, daß nach Injektion des Karzinogens Dimethylhidrazin sich vermehrt benigne und maligne Tumoren vor allem im unteren Kolondrittel ausbilden. Während ausdifferenzierte Adenokarzinome schrittweise aus einem adenomatösen Polypen sich zu entwickeln scheinen, entstanden die mäßig und wenig differenzierten Karzinome in flacher, unveränderter Kolonmukosa also de novo (Hattory et al. 1983).

Andererseits gibt es umfangreiche Langzeitstudien an Patienten mit kolorektalen Adenomen, die zeigen, daß die meisten der verfolgten Adenome nicht in einen Krebs übergehen (Welch 1964).

Während Adenome in einem Durchschnittsalter von 50 Jahren auftreten, liegt das Durchschnittsalter der Patienten mit einem Kolon- oder Rektumkarzinom bei 57 Jahren. Würden alle Polypen maligne entarten, so müßte die Krebsrate viel höher liegen als dies tatsächlich der Fall ist.

Aufgrund zahlreicher, besonders autoptischer Untersuchungen, ist bekannt, daß die neoplastischen Polypen gleichmäßiger im Kolon und Rektum verteilt sind als die Karzinome. Die Zahl der Krebse im Rektum ist pro Längeneinheit viel höher, verglichen mit der Anzahl der Adenome. Dagegen werden im rechtsseitigen Kolon etwa die gleiche Anzahl von adenomatösen Polypen und Karzinomen pro Längeneinheit angetroffen.

Von 20 in der Literatur berichteten kleinsten kolorektalen Karzinomen (mit einem Durchmesser unter 2 cm) ist keines auf dem Boden eines adenomatösen Polyps entstanden. Sorgfältige histologische Nachuntersuchungen sog. maligne entarteter Polypen zeigten fast immer einen ausschließlich aus Krebsgewebe bestehenden Tumor. Gutartiges, adenomatöses Gewebe konnte in den Präparaten nicht gefunden werden.

Anhand der vorliegenden Literatur kann für die neoplastischen Polypen folgende Feststellung getroffen werden:

Die Malignitätsrate dieser Polypen liegt im Durchschnitt bei 5%. Die häufigen, kleinen adenomatösen Polypen, deren Durchmesser unter 0,5 cm liegt, entarten selten (etwa in 1% der Fälle). Nur eine geringe Zahl der Polypen wächst über diesen Durchmesser. Bei ihnen steigt die Malignitätsrate auf etwa 9–15%.

Die Indikation zu einer endoskopischen oder chirurgischen Entfernung eines Polyps muß deshalb zwischen dem Risiko des Eingriffs und dem Risiko einer bösartigen Entwicklung abwägen. Bei einem großen Polypen mit einem Durchmesser von 2 cm wird uns die Entscheidung leicht gemacht, da wir auf eine hohe Malignitätsrate verweisen können. Beim kleinen Dickdarmpolypen wird der Entschluß zur Abtragung in irgendeiner Form schon viel schwieriger. Röntgenologische und endoskopische Verlaufskontrollen sind hier grundsätzlich zu bejahen. Der Trend geht heute aber eindeutig zur frühzeitigen endoskopischen Entfernung.

Wir entfernen einen bei der Proktoskopie oder Rektoskopie sichtbaren Polypen – nicht aus Gründen einer Karzinomprophylaxe – sondern weil sich in diesem Darmabschnitt hinter dem polypoiden Tumor ein Krebs verbergen könnte.

18 Rektumkarzinom

In diesem Kapitel sollen nur grundsätzliche Überlegungen und Richtlinien zur operativen Behandlung des Mastdarmkrebses dargestellt werden. Mit der Diagnose Mastdarmkrebs verbinden sich für den behandelnden Arzt zwei Fragen:

1. Kann der Tumor radikal entfernt werden?
2. Ist die Erhaltung des Darmwegs mit dem natürlichen Darmausgang möglich?

Radikalität und Kontinenzerhaltung sind bei beiden Ziele, die wir bei der Behandlung des Mastdarmkrebses anstreben. Immer häufiger gelingt uns beides gleichzeitig. Der Erhalt des natürlichen Abschlusses und der intestinalen Kontinuität ist inzwischen fast der Regelfall. Nur noch selten müssen wir das Kontinenzorgan amputieren und ein Stoma als Preis für die Sanierung des Mastdarmkrebses anlegen.

Ätiologie, Pathologie

Der Mastdarmkrebs gehört zu den vier häufigsten Malignomen in westlichen Ländern. Zusammen mit dem Dickdarmkarzinom wird er nach der Statistik an zweiter Stelle hinter dem Bronchialkarzinom geführt. Das männliche Geschlecht ist etwas häufiger von dieser Erkrankung betroffen (im Gegensatz zum Dickdarmkarzinom, wo das weibliche Geschlecht überwiegt). Der Mastdarmkrebs erscheint gewöhnlich im mittleren und fortgeschrittenen Lebensalter.

Faktoren, die das Entstehen eines Mastdarmkrebses begünstigen, sind bislang nicht sicher bekannt. Rassische und genetische Einflüsse sind wahrscheinlich von untergeordneter Bedeutung. Dagegen scheinen Eßgewohnheiten eher an der Genese dieses Krebses beteiligt zu sein. Bevölkerungsgruppen mit ballastarmer Ernährung erkranken signifikant häufiger (Burkitt 1973). Da die Darmpassage bei dieser Ernährung verlangsamt ist, sollen karzinogene Faktoren verstärkt mit der Darmschleimhaut in Kontakt kommen können. Unter allen Substanzen, die einen Einfluß auf die Krebsentwicklung haben, werden z. Zt. besonders die Gallensäuren für die Entwicklung kolorektaler Karzinome verantwortlich gemacht.

Mastdarmgeschwulste entspringen von der Mukosa. Sie sind überwiegend Adenokarzinome. Eine Sonderform sind die muzinösen Karzinome. Sehr selten werden Siegelringkarzinome oder undifferenzierte, nicht klassifizierte Krebse nachgewiesen. Die Adenokarzinome werden je nach ihrer Ähnlichkeit zum Ausgangsgewebe, der Schleimhaut, differenziert. Mäßig differenzierte und undifferenzierte Geschwulste haben einen höheren Malignitätsgrad und damit eine schlechtere Prognose.

Den Mastdarmkrebs finden wir am häufigsten im mittleren Abschnitt des Rektums, in der Ampulla recti. Morphologisch können drei Formen des Mastdarmkrebses unterschieden werden, die sich durch eine unterschiedlich aggressive Malignität auszeichnen (Abb. 51). Den geringsten Malignitätsgrad hat der polypös wachsende Krebs. Er ist bei 10% aller Patienten ausgebildet, meist im fortgeschrittenen Lebensalter.

Weitaus am häufigsten, etwa bei 80%, wird ein schüsselförmig wachsender Krebs festgestellt, ein Carcinoma circumvallatum. Diese Krebsform hat einen mittleren Malignitätsgrad.

Die bösartigste Verlaufsform des Rektumkarzinoms ist das sogenannte Carcinoma phagedaenicum. Hier wächst der Krebs ausschließlich endophytisch in die Darmwand. Es besteht entweder ein Ulkus oder eine derbe unverschiebliche Platte im Bereich der Rektumschleimhaut. Patienten mit einem derartig endophytisch wachsenden Rektumkarzinom sind fast immer inoperabel und können daher nicht mehr radikal operiert werden. 10% aller Rektumkarzinome gehören dieser Gruppe an.

Ein weiterer wichtiger Faktor für die Prognose des Krebses ist das Stadium der Tumorausbreitung im Gewebe. Eine verbreitete und bewährte Klassifikation der Rektumkarzinome ist die Stadieneintei-

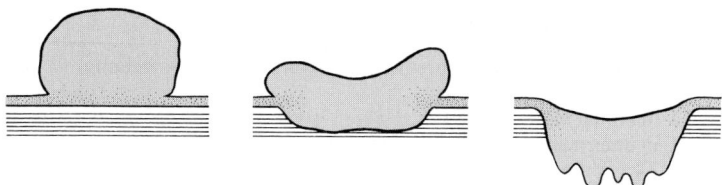

Abb. 51. Morphologie des Mastdarmkrebses. *Links:* Carcinoma polyposum, *Mitte:* Carcinoma circumvallatum, *rechts:* Carcinoma phagedaenicum

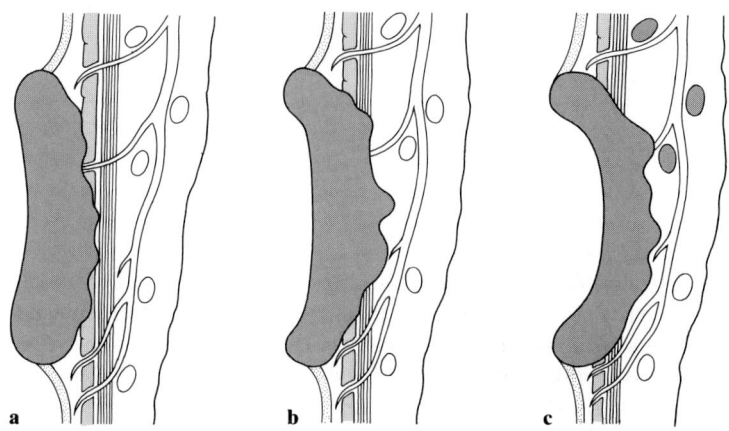

a   b   c

Abb. 52 a–c. Klassifikation der Rektumkarzinome nach Dukes (1940). Stadium A: der Krebs ist auf die Rektumwand beschränkt. **b** Stadium B: der Krebs wächst in das extrarektale Gewebe. **c** Stadium C: die regionalen Lymphknoten sind befallen

lung nach Dukes (1940), die wir auch heute noch benutzen (Abb. 52). Im Stadium A ist der Krebs auf die Rektumwand beschränkt, im Stadium B besteht bereits ein extramurales Wachstum und im Stadium C sind schon regionale Lymphknoten befallen. Seit einigen Jahren bemühen sich Pathologen und Gastroenterologen, auch bei den kolorektalen Krebsen die TNM-Klassifikation einzuführen (Tabelle 5).

135

Tabelle 5. Klassifikation kolorektaler Karzinome (UICC 1978)

T (kontinuierliche Tumorausbreitung im Organ in seiner Umgebung)
   T1 maximal in Submukosa
   T2 maximal bis zur Serosa
   T3 in unmittelbar angrenzende Strukturen
      T4a ohne Fistel
      T3b mit Fistel
   T4 weiter entfernte Organe bzw. Gewebe

N (lymphogene Metastasierung)
   N0 keine abdominalen Lymphknotenmetastasen
   N1 Metastasen in regionalen Lymphknoten
   N2 Metastasen in juxtaregionalen Lymphknoten

M (Fernmetastasierung)
   M0 kein Hinweis für Fernmetastasierung
   M1 Fernmetastasen

Klinik

Blutabgang, Änderung des Stuhlgangs und das Gefühl der unvollständigen Darmentleerung sind die typischen Beschwerden eines Rektumkarzinoms. Blutung ist dabei das häufigste Symptom. Selten ist sie ausgeprägt. Gewöhnlich wird der Blutabgang als Auflagerung oder vermischt mit dem Stuhl beobachtet. Besonders wenn der Tumor in der unteren Hälfte des Mastdarms sitzt, empfinden die Patienten ab einer bestimmten Tumorgröße nach dem Stuhlgang das Gefühl, den Enddarm unvollständig entleert zu haben. Tumoren im rektosigmoidalen Bereich oder in der oberen Hälfte des Mastdarms behindern eher die Darmpassage. Eine Obstruktion des Darmlumens bis zum Ileus ist aber ungewöhnlich. Die Patienten berichten meist über eine zunehmende Verstopfung oder gehäuften Abgang von dünnbreiigem Stuhl, der gelegentlich mit Blut und Schleim vermischt ist. Schmerzen treten gewöhnlich erst im fortgeschrittenen Stadium auf, i. allg. in Form von abdominellen, kolikartigen Attacken, die durch Verlegung des Darmwegs hervorgerufen werden. Sakrale Schmerzen finden wir dagegen häufiger bei Rezidiven, wenn die Grenzlamellen und damit die Hüllfaszien des Rektums entfernt wurden.

Der Mastdarmkrebs kann in die Nachbarorgane penetrieren oder perforieren. Selten wird der Krebs aber erstmals aufgrund der Symptome dieser Komplikationen entdeckt.

Immer häufiger wird dagegen das Bestehen einer karzinomatösen Veränderung im Kolon und Rektum zufällig und ohne klinische Beschwerden nachgewiesen, so im Rahmen einer Vorsorgeuntersuchung durch einen positiven Hämokkulttest.

Diagnose

Mit der digitalen Untersuchung können annähernd ⅔ des Rektums palpatorisch erfaßt werden (Abb. 21). Neben der Beschaffenheit des Tumors erlaubt diese Untersuchung auch, in begrenztem Maße, einen möglichen Befall von retrorektalen Lymphknoten zu erkennen. Leider wird die digitale Untersuchung häufig nur sehr flüchtig vorgenommen. Mit einiger Übung kann man jedoch die Tiefe der Wandinfiltration und eine mögliche Invasion in das perirektale Fettgewebe „erfühlen". Eine präoperative Einstufung des Ausbreitungsstadiums kann durch Palpation in bis zu 80% der Fälle möglich sein.

Mit der Rektosigmoidoskopie kann bis in 30 cm Höhe ein Tumor erkannt werden. Im Gegensatz zum Tastbefund erscheint das sichtbare Ausmaß des Tumors im Rektoskop oft kleiner. Eine Gewebsprobe kann meist ohne große Schwierigkeiten entnommen werden. Komplikationen nach Probeexzision sind gering. Starke Blutungen oder gar Perforationen nach Gewebsentnahme haben wir nie beobachtet. Eine Tumoraktivierung oder -dissemination wird durch die Biopsie nicht begünstigt. Die Gewebsentnahme – möglichst vom Randwall – ist die einzige Möglichkeit, den makroskopischen Verdacht durch eine histologische Untersuchung abzusichern.

Vor jeder Radikaloperation eines Mastdarmkrebses sollte durch einen Kolonkontrasteinlauf ein Zweitkarzinom im Dickdarm ausgeschlossen werden. Die Möglichkeit dafür wird in der Literatur zwischen 1–6% angegeben. Alternativ zur Röntgenuntersuchung kann auch eine Koloskopie vorgenommen werden. Außerdem benötigt man präoperativ eine Darstellung über den Verlauf der Ureteren durch ein i. v.-Pyelogramm.

Eine Sonographie der Leber kann bereits präoperativ eine mögliche Lebermetastasierung nachweisen.

Therapie

Der Krebs im Mastdarm wächst im allgemeinen vorwiegend exophytisch und langsam. Er gehört deshalb zu den wenigen bösartigen Geschwulsten des menschlichen Organismus. Die Krebschirurgie ist aber eine Chirurgie der Lymphknoten (Miles 1926). Die möglichen Absiedlungen eines Krebses in die regionären Lymphknoten müssen deshalb dem Chirurgen bekannt sein, wenn er einen Krebs radikal behandeln will. Nach weit verbreiteter Ansicht soll der Blut- und Lymphabfluß des Rektums in drei Richtungen erfolgen. Danach hätte das Rektumkarzinom auch drei Metastasenstraßen. Ein inguinaler oder iliakaler Lymphknotenbefall bei einem Rektumkarzinom ist jedoch eine große Ausnahme. Durch zahlreiche Untersuchungen wissen wir heute, daß der Mastdarmkrebs nahezu ausschließlich nach kranial, entlang der Vena rectalis superior, metastasiert. Das Rektum ist ein Abdominalorgan. Sein Blut- und Lymphabfluß zieht deshalb hinauf zur Bauchhöhle. Das Rektumkarzinom besitzt nur *eine* Metastasenstraße. Sie ist die längste im menschlichen Organismus, die wir kennen.

Auch die intramurale Ausbreitung des Enddarmkrebses ist vorwiegend nach kranial orientiert. Bereits 2 cm distal eines Rektumkarzinoms läßt sich histologisch meist kein karzinomatöses Gewebe mehr nachweisen (Westhues 1930). Für die Krebschirurgie des Mastdarms bedeutet das: selbst tiefsitzende Tumoren der Rektalampulle können radikal mitsamt der langen Metastasenstraße reseziert werden.

Eine weitere morphologische Struktur begünstigt die Prognose eines operativ zu behandelnden Rektumkarzinoms: die Grenzlamellen des Rektums (Stelzner 1955). Sie sind hauchdünne Hüllfaszien, die den Enddarm an der Hinter- und Vorderwand nahezu vollständig bis zum Beckenboden umhüllen. Da sie gefäßlos sind, stellen sie eine Grenze für Malignome dar und verhindern lange Zeit eine schrankenlose Ausbreitung im kleinen Becken.

Die singuläre Metastasenstraße des Rektums und seine tumordichten Hüllfaszien sind somit die morphologische Grundlage für die in

138

vielen Fällen günstige Voraussetzung zur operativen Behandlung des Mastdarmkarzinoms.

Bis auf wenige Ausnahmen hat das Karzinom seinen Ursprung im Epithel der Schleimhaut; es ist gewöhnlich ein Adenokarzinom. Da es relativ langsam wächst, ist es kaum strahlenempfindlich. Auch spricht es auf die bislang bekannten Chemotherapeutika nicht an. Eine endgültige Heilung dieses Karzinoms können wir daher zur Zeit nur operativ erzielen.

Das Karzinom im Enddarm kann chirurgisch behandelt werden durch:

1. eine örtliche Abtragung oder
2. eine Radikaloperation.

Die örtliche Entfernung der Geschwulst ist nur bestimmten Fällen vorbehalten. So können wir polypoide, oberflächlich wachsende Karzinome im Bereich der Rektumampulle, vor allem bei älteren Patienten, örtlich abtragen. Die sorgfältige präoperative Untersuchung mit dem Finger ermöglicht hierbei in vielen Fällen die korrekte Indikation. Seltener ist eine Abtragung transanal möglich; meist muß eine posteriore Rektotomie vorgenommen werden. Wenn die anschließende histologische Untersuchung des Operationspräparates dann doch einen fortgeschritteneren Krebs nachweist, so müssen wir eine Radikaloperation vornehmen.

Wie unsere Erfahrungen der vergangenen Jahre zeigten, ist die Exzision eines tiefsitzenden Mastdarmkrebses mit einem exophytischen Tumorwachstum ein geeignetes Verfahren, bei älteren Patienten den Krebs dauerhaft zu beseitigen.

Über die örtliche Zerstörung eines inoperablen Rektumkarzinoms mit Hilfe der Kryochirurgie oder Strahlentherapie verfügen wir keine Erfahrung. Nach Auskunft der Literatur sollen diese therapeutischen Maßnahmen in bestimmten ausgewählten Fällen die Lebensqualität des Patienten eine Zeitlang hinreichend verbessern können (Reifferscheid u. Langer 1980, Papillon 1982).

Im allgemeinen erwägen wir zunächst immer die Möglichkeit einer Radikaloperation des Karzinoms. Radikal bedeutet die Entfernung größerer Anteile des tumortragenden Mastdarms mitsamt seiner Metastasenstraße. Heute werden überwiegend zwei Verfahren angewandt:

1. Die Kontinenzresektion unter Erhaltung des natürlichen Darmausgangs und aller am Abschluß beteiligten Strukturen (Abb. 53),
2. die Rektumexstirpation mit Entfernung des natürlichen Darmausgangs (Abb. 54 u. 55).

Beide Operationen gehören zu den schwierigsten in der Bauchchirurgie. Absolute Gegenindikation zu diesen schweren Eingriffen sind nachgewiesene Lungenmetastasen, eine fortgeschrittene Peritonealkarzinose sowie ein das kleine Becken ausfüllender Tumor.

Leber- und Lymphknotenmetastasen, ein umschriebener Einbruch in die benachbarten Organe (wie Uterus, Vagina oder Blase) stellen grundsätzlich keine Gegenindikation dar.

Solitäre Lebermetastasen können syn- oder metachron reseziert werden. Die Fünfjahresüberlebensrate nach Resektion solitärer Lebermetastasen beträgt

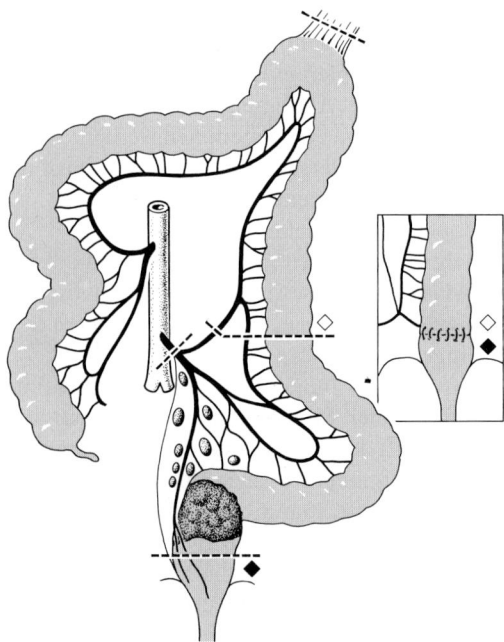

Abb. 53. Schematische Darstellung der Rektumresektion mit einer beckenbodennahen Anastomose

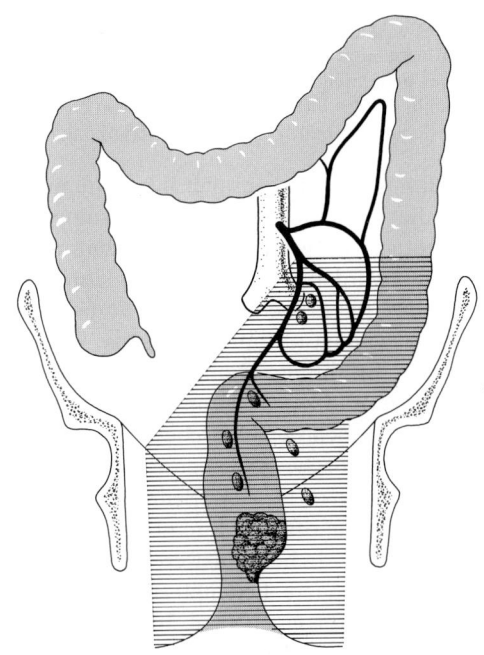

Abb. 54. Schematische Darstellung einer abdominoperinealen Rektumexstirpation

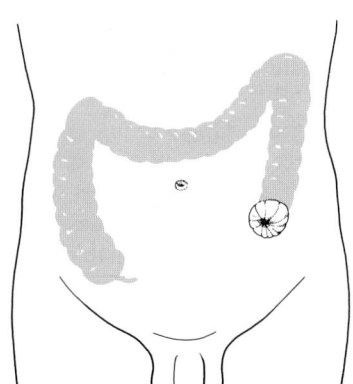

Abb. 55. Endständiger Sigmaafter nach Rektumexstirpation

ca. 30%. Auch multiple Lebermetastasen werden heute gleichzeitig oder 3 Monate nach Entfernen des Primärtumors durch eine regionale Chemotherapie behandelt. Wir führen eine passagere Leberdearterialisation mit anschließender intraarterieller Gabe von 5 Fluorouracil durch. Die mediane Überlebenszeit beträgt in unserem Krankengut von 50 Patienten 18 Monate.

Auch das hohe Lebensalter hat heute nur einen bedingten Einfluß auf die Indikation zu einer Radikaloperation. Der Anteil älterer Patienten, die wegen eines Mastdarmkrebses erfolgreich radikal operiert wurden, ist in den letzten Jahren deutlich angestiegen. Eine intensive physiotherapeutische Vorbereitung durch Atemtraining, Krankengymnastik und vorsichtige Kreislaufbelastungen ist nach unseren Erfahrungen eine wichtige präoperative Hilfsmaßnahme vor einer Radikaloperation beim älteren Patienten. Letztlich entscheidet jedoch der klinische Blick, der das biologische und nicht das kalendarische Alter beurteilt, ob wir den Eingriff vornehmen können oder nicht. Von Bedeutung hierbei ist auch die Art des geplanten Eingriffes. Während eine Rektumresektion nach neuesten eigenen statistischen Auswertungen beim älteren Patienten keine wesentlich höhere Letalität zur Folge hat, bedeutet die Rektumamputation für einen über 70 Jahre alten Patienten aufgrund der großen Wundfläche eine erhebliche Belastung, die eine zwei- bis dreifach höhere Letalität (8%) zur Folge hat.

Während eine kardiale und renale Insuffizienz gewöhnlich nur selten eine Gegenindikation zu einer Radikaloperation bedeuten, sollte bei einer fortgeschrittenen Zerebralsklerose der Entschluß zu diesem Eingriff sehr zurückhaltend gefaßt werden.

Ob wir kontinenzerhaltend resezieren können oder eine Rektumamputation durchführen müssen, hängt von verschiedenen Faktoren ab.

Als grobe Orientierung gilt nach wie vor, daß ein Krebs, dessen unterer Tumorrand nicht oder gerade mit dem Zeigefinger noch tastbar ist, kontinent reseziert werden kann. Dies entspricht etwa einer Höhe von 7–8 cm von der Anokutanlinie. Wir operieren inzwischen aber auch digitale palpable Ampullenkarzinome ohne Opferung des Darmausgangs dann radikal, wenn die distale Resektionsgrenze wenigstens 2 cm vom unteren Tumorrand entfernt ist. Anastomosen in Höhe des Beckenbodens oder Analkanals sind deshalb inzwischen keine Seltenheit. Die Berechtigung zur knappen, beckenbodennahen Abtragung im fett- und lymphknotenfreien Abschnitt des Rektums haben wir kürzlich begründet (Stelzner u. Hansen 1984). Voraussetzung für einen erfolgreichen Ersatz des gesamten Mastdarms mit einem guten Funktionsergebnis ist die ausreichende Mobilisation des gesamten linken Kolons. Die spannungslose Nahtfähigkeit und lockere Plazierung des Dickdarms am Beckenboden ist eine der entscheidenden Bedingungen für eine störungsfreie Einheilung der Anastomosen. Für die Naht des mobilisierten Kolon mit dem Analkanal haben sich nach unserer Erfahrung zwei Verfahren am besten bewährt: die abdominotransanale Resektion mit transanal genähter Anastomose oder mit einem transanal eingeführten Klammernahtgerät (Hansen 1985). Ist die gesamte Rektumampulle entfernt worden, so kann anschließend ein Abfall des intraanalen Druckes auftreten. Diese Abschlußschwächen bessern sich meist spontan innerhalb von 6–12 Monaten. Gelegentlich treten auch bleibende Kontinenzstörungen auf. Wir haben jedoch niemals bei unseren Patienten so ausgeprägte Störungen beobachtet, daß ein Stoma angelegt werden mußte.

Eine weitere Funktionsstörung kann ebenfalls bei tiefen oder koloanalen Anastomosen auftreten; als Folge des Wegfalls der gesamten polaren Rektumampulle haben einige Patienten eine beeinträchtigte Darmentleerung, die regelmäßige Irrigationen notwendig macht. In vielen Fällen gelingt den Patienten auch hier durch entsprechende Ernährung im Laufe der Zeit eine zureichende Adaptation.

Eine Rektumamputation ist technisch zwar einfacher, hingegen ist sie jedoch nicht radikaler und auch nicht weniger belastend. Auswertung des eigenen Krankengutes zeigten vor allem beim älteren Patienten eine höhere Operationsletalität beim amputativen Eingriff gegenüber dem resezierenden Eingriff:

Letalität der Radikaloperationen beim Rektumkarzinom (n = 695)
(Chirurgische Universitätsklinik Bonn, 1.1.1978–22.10.1986)

	< 70 Jahre	> 70 Jahre	Σ
Amputationen (n = 130)	3,2	8,1	4,6
Resektionen (n = 566)	2,5	3,0	2,7

Die Überlebenschance eines Patienten mit einem Rektumkarzinom hängt somit nicht von dem gewählten Operationsverfahren ab, sondern in erster Linie von der Aggressivität und dem Ausbreitungsstadium des Tumors. Gleichgültig ob eine Rektumresektion oder eine Rektumamputation geplant sind, wird der Darm 3 Tage vor der Operation durch Einläufe und orale Laxanzien gereinigt. Daneben geben wir am letzten präoperativen Tag prophylaktisch Antibiotika (3mal 0,25 g Metronidazol, 3mal 1 g Neomycinsulfat). Durch diese eintägige Darmsterilisation wird die postoperative Infektionsrate signifikant ohne wesentliche Komplikationen gesenkt.

Eine wichtige Bedeutung kommt der psychologischen Betreuung des Patienten vor und nach der Operation zu. Besonders für den Patienten, der einen dauerhaften Bauchafter erhalten soll, sind persönliche, aufklärende Gespräche von Bedeutung. Sehr hilfreich können in vielen Fällen Gespräche mit einem Patienten sein, der bereits einen Bauchafter trägt.

Sowohl die Rektumamputation als auch die Rektumresektion werden überwiegend einzeitig ausgeführt.

Die Eröffnung der Bauchhöhle zeigt durch einen Blick auf das Bauchfell sowie durch Abtastung der Leberoberfläche, ob Fernabsiedlungen des Rektumkarzinoms bestehen. Auch die Tumorausbreitung im kleinen Becken kann nun erst voll erfaßt werden. Ist das Rektumkarzinom operabel, so erkennt man nach der Freipräparation des Rektums, ob zwischen dem freien, distalen Rektumstumpf und dem mobilisierten Dickdarm eine Verbindung möglich ist.

Bei der Rektumexstirpation wurden früher gewöhnlich große Teile der Beckenbodenmuskulatur mitentfernt. Harnblasen- und Genitalstörungen waren postoperativ nicht ungewöhnlich. Blaseninkontinenz und gestörte Sexualfunktionen beim Mann wurden ebenfalls häufig beobachtet. Heute werden in vielen Fällen der Levator ani und die äußeren Schließmuskeln erhalten, so daß die zum Genitale und der Harnblase ziehenden vegetativen Nervenfasern nicht mehr verletzt werden. Die entstandene Sakralhöhle granuliert gewöhnlich über Wochen, manchmal über Monate langsam zu. Auf eine gute äußere Drainage der immer belegten Wundfläche muß in dieser Zeit geachtet werden. Tägliche Sitzbäder, Ausspülen der Wundhöhle und die in Kap. 5 beschriebenen lokalen Maßnahmen fördern eine komplikationslose Wundheilung.

Während früher die Diagnose Mastdarmkrebs für den Patienten grundsätzlich die Opferung des Kontinenzorgans und die Anlage eines endgültigen Bauchafters bedeutete, können wir heute bei 9 von 10 Fällen die natürliche Darmpassage und die volle Abschlußfunktion erhalten. Die intraanale Anastomosen entlasten wir grundsätzlich durch einen doppelläufigen Anus praeter transversalis, der in den oberen Wundpol eingenäht wird und nach 3 Monaten bei intakten Anastomosenverhältnissen zurückverlegt wird. Anastomosen oberhalb des Beckenbodens entlasten wir heute seltener und wenn, dann durch eine selbstheilende Zökalfistel (Stelzner 1970).

Die Resektion eines Mastdarmkrebses ist mit weniger Nachteilen für den Patienten verbunden und ist deshalb, wenn irgend möglich, anzustreben. Inzwischen ist es eher die Ausnahme, daß wir dieses Ziel nicht verwirklichen können.

19 Analkarzinom

Bösartige Erkrankungen des Analkanals und der perianalen Umgebung sind insgesamt selten. Oft werden sie deshalb nicht rechtzeitig erkannt. Das Analkarzinom entwickelt sich aus der analen Schleimhaut unterhalb der Anorektallinie, aus dem nicht verhornendem Plattenepithel der Analkanalhaut oder aus dem verhornendem Plattenepithel an der Anokutanlinie. Da das Analkarzinom 3 Metastasenwege (entlang den 3 Rektalgefäßen) hat, ist eine Radikaloperation in vielen Fällen oft nicht möglich.

Ätiologie, Pathologie

Die Ursache der Analkarzinome ist unbekannt. Für das Adenokarzinom des Analkanals treffen möglicherweise die gleichen Faktoren zu wie für das Rektumkarzinom (s. Kap. 17). Weitaus am häufigsten in der täglichen Praxis finden wir auch im Analkanal das Adenokarzinom. Es entspringt gewöhnlich in der kranialen Analschleimhaut, seltener in den Proktodealdrüsen. Aufgrund seines histologischen Aufbaues wird dieser Krebs oft irrtümlich den Rektumkarzinomen zugeordnet.

Als eigentliche Analkarzinome werden meist die Krebse bezeichnet, die im Bereich der ektodermalen Auskleidung des Analkanals auftreten, also im Bereich des nicht verhornenden Plattenepithels und der perianalen Haut. 70% aller malignen Läsionen dieses Abschnittes sind Plattenepithelkarzinome.

Aus prognostischen und chirurgischen Gründen unterteilen wir hier in Tumore, die am Rand und die im Inneren des Analkanals wachsen. Karzinome am Analrand kommen 4mal häufiger beim Mann

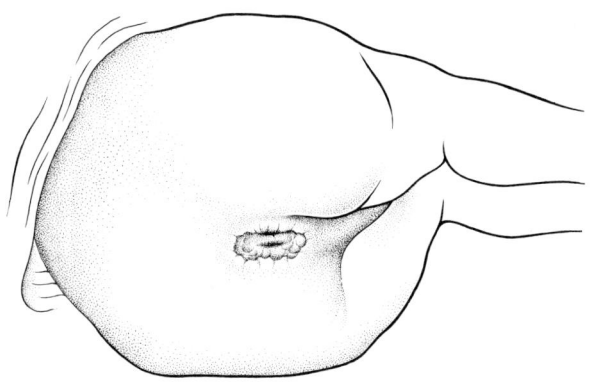

Abb. 56. Fortgeschrittenes Analkarzinom

vor (Gabriel 1948). Sie sind gewöhnlich gut differenziert und meist verhornend. Diese sog. Basalzellkrebse metastasieren seltener, und wenn, dann häufig nur nach inguinal.

Karzinome im Analkanal entstehen dagegen mehr bei der Frau. Krebse dieser Zone haben eine höhere maligne Potenz. Besonders die kloakogenen und die basaloiden Karzinome zeichnen sich durch eine große Aggressivität aus. Diese basaloiden Karzinome dürfen trotz ähnlicher Histologie nicht mit dem prognostisch günstigeren Basalzellkrebs des Analrandes verwechselt werden.

Tumore im Analkanal breiten sich oft kontinuierlich, vor allem nach oben in die Mastdarmampulle, aus. Zu fast 50% wird die abdominelle Metastasenstraße von ihnen befallen. Plattenepithelkarzinome am Analrand wachsen ulzerierend. Sie haben meist einen kleinen derben, aufgeworfenen Randwall (Abb. 56). Manchmal fehlt die Geschwürsbildung und die Krebse infiltrieren flächig das umgebende perianale Gewebe. Exophytisches Wachstum wird seltener beobachtet. Jedoch können kleine Krebse sich hinter einer derben, makroskopisch unauffälligen Hautfalte verbergen. Meist sind die Krebse am Analrand mit der Unterfläche fest verwachsen und wenig verschieblich. In fortgeschrittenen Stadien brechen die Krebse in die Nachbarorgane ein oder führen zu ausgedehnter perianalen Fistelung. Karzinome im Analkanal wachsen überwiegend ulzerativ. Sehr viel seltener beobachten wir hier polypöse Karzinome.

Klinik

Oft bemerken die Patienten nur eine knotige Veränderung, die ihnen wenig Beschwerden bereitet, aber an Größe zunimmt. Schmerzen können auftreten. Der Schmerzcharakter ist um so ausgeprägter, je näher die tumoröse Veränderung an der Kryptenlinie liegt. Gewöhnlich sind dann die Schmerzen dauernd vorhanden; sie verstärken sich bei Defäkation. Mit Zunahme der Ulzeration und Infiltration in die Sphinkteren tritt eine geringfügige Blutung von der ulzerierten Oberfläche auf. Die Patienten bemerken das Blut auf dem Toilettenpapier, als Blutauflagerung auf dem Stuhl oder auf der Unterwäsche. Bei mehr als ⅓ der Patienten finden wir tastbar vergrößerte Leistenlymphknoten. Durch sorgfältige rektale Untersuchungen können auch Lymphknoten im Becken palpiert werden. Je höher die maligne Veränderung im Analkanal sitzt, desto häufiger tastet man vergrößerte Lymphknoten im Bereich der oberen und mittleren Rektalgefäße.

Diagnose, Differentialdiagnose

Die Diagnose eines Analkarzinoms ist nur anhand einer Biopsie möglich. Sitzt die Veränderung im Bereich der Analöffnung so kann die Gewebsprobe unter lokaler Betäubung entnommen werden. Das Analkarzinom im Analkanal wird als ulzerative Veränderung bei einer digitalen Untersuchung getastet. Diese Untersuchung bereitet dem Patienten Schmerzen. Eine endoskopische Untersuchung kann und sollte nur in Narkose vorgenommen werden. Die Biopsie sichert auch hier den Verdacht. Die Probeexzision für die histologische Untersuchung sollte reichlich sein (Keilexzision).
Im Gegensatz zum Rektumkarzinom ist beim Analkarzinom makroskopisch eher eine Verwechslung mit einer anderen Erkrankung des Analkanals möglich:

Analfissur. Mehr als 80% der Analfissuren liegen an der hinteren Kommissur des Analkanals. Die Anamnese und der klinische Aspekt einer Fissur sind charakteristisch. Ein atypischer Randwall sollte durch eine Probeexzision abgeklärt werden.

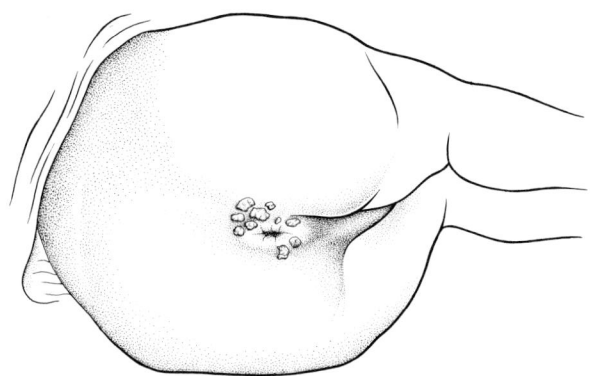

Abb. 57. Spitze Kondylome der Perianalregion. Sie können bei geringem Befall durch Auftragen mit Podophyllin behandelt werden. Ausgedehnte Veränderungen werden besser chirurgisch abgetragen

Spitze Kondylome. Die spitzen Kondylome treten multipel auf, befallen gewöhnlich die perianale Haut, und gelegentlich reicht ihr Befall bis in den Analkanal. Sie können zum Teil sehr groß werden und die Analöffnung völlig bedecken. Sie sind gestielt, weich und gut verschieblich; zwischen den einzelnen Veränderungen besteht meist unveränderte Haut. Bereits makroskopisch ist die Diagnose sicher (Abb. 57). Aufgrund einer fehlenden Ulzeration können sie immer gut vom Analkarzinom abgegrenzt werden.

Analekzem. Beim chronischen Analekzem ist die perianale Haut nahe der Analöffnung stark verdickt. In einigen Fällen kann der makroskopische Aspekt den Verdacht einer karzinomatösen Veränderung aufkommen lassen. In zweifelhaften Fällen sollte eine Probeexzision Klarheit bringen.

Morbus Bowen. Diese präkanzeröse Veränderung ist meist perianal nahe der Anokutanlinie ausgebildet. Sie ist leicht erhaben und hat eine eigentümliche schuppige Oberfläche. Die Veränderungen sind auf der Unterfläche gut verschieblich und zeigen keine tiefergreifende Geschwürbildung. Sie bestehen meist seit längerem und bereiten keine Schmerzen. Nur durch die Biopsie wird auch hier die Diagnose gesichert.

Basaliom. Auch dieser Tumor ist selten in der Analregion. Er ist umschrieben, gewöhnlich oberflächlich und auf der Unterfläche anfangs gut verschieblich. Die Veränderungen sind derb und meist ulzeriert. Gewöhnlich bestehen sie seit längerem; ihre Wachstumstendenz ist gering. Auch hier wird die Diagnose nur durch eine histologische Untersuchung des entnommenen Gewebes gesichert.

Unspezifisches Ulkus und Morbus Crohn des Anus. Selten wird ein unspezifisches Ulkus nahe der Analöffnung und im Bereich des unteren Analkanals beobachtet. Die Ursache dieser Veränderung ist unbekannt. Die Geschwürbildung bleibt oberflächlich und ist schmerzlos. Die histologische Untersuchung auch von mehreren Gewebsproben ergeben keinen Anhalt für Malignität.
Anale Ulzerationen können im Rahmen eines Morbus Crohn auftreten. Die Geschwüre sind schmerzlos. Sie können von einem erheblichen Randödem begleitet sein und sich in die Perianalregion ausbreiten. Vermutlich sind einige der früher diagnostizierten ulzerierenden Analtuberkulosen eher dieser Krankheit zuzuordnen.

Malignes Melanom. Dieser in der Analregion seltene Tumor hat seinen Ursprung häufig im Bereich der Kryptenzone. Anfänglich wird er leicht mit einem thrombosierten Hämorrhoidalknoten oder mit einer Analthrombose verwechselt. Das maligne Melanom ist hart, seine Oberfläche kann ulzerieren, ist aber wenig verletzlich. Die Biopsie erbringt die Diagnose.

Fistelkarzinom und fistelnde Karzinome. Diese malignen Erscheinungen sind sehr selten in der Analregion. Rektumkarzinome können manchmal, wenn sie nahe der Anorektallinie entwickelt sind, nach kaudal bis zur perianalen Haut penetrieren und eine Rektumfistel ausbilden. Sie sind dann inoperabel. Die digitale Untersuchung ist schmerzhaft, deckt aber das Rektumkarzinom als Ursprungsort auf. Primäre Fistelkrebse können sich in jahrelang bestehenden Analfisteln ausbilden. Diese Krebse sind ebenfalls selten, haben aber eine günstigere Prognose. Sie können eine ulzerative Veränderung im Bereich der Analöffnung ausbilden, die derb und nicht verschieblich ist. Anamnestische Angaben und klinischer Befund sind wegweisend. Die histologische Untersuchung aus dem Randwall sichert den klinischen Verdacht.

Es gibt noch zahlreiche andere maligne Veränderungen, die ulzerierende oder fistelnde Veränderung in der Analregion ausbilden können. Da sie Raritäten sind, sollen sie hier nicht weiter beschrieben werden. Verdächtige Hautveränderungen müssen, besonders wenn sie an Größe zunehmen, durch eine histologische Untersuchung abgeklärt werden.

Therapie

Der Krebs des Anus und Analkanals kann behandelt werden durch:

1. örtliche Abtragung,
2. abdominoperineale Rektumexstirpation,
3. Bestrahlung.

Die Auswahl des jeweiligen Behandlungsverfahrens wird durch den Allgemeinzustand des Patienten und durch den Tumor (Größe, Ausbreitung und Differenzierungsgrad) bestimmt.

Eine lokale Exzision eines Analkarzinoms ist nur in bestimmten Fällen möglich. So können kleine polypoide, exophytisch wachsende Adenokarzinome im Analkanal beim älteren Patienten transanal abgetragen und damit dauerhaft beseitigt werden. Auch die gut ausdifferenzierten Plattenepithelkarzinome und Basalzellkarzinome nahe der Analöffnung können mit guter Prognose örtlich entfernt werden. Ist der Analkrebs klein (nicht größer als ¼ der Analzirkumferenz), kann die Exzision im gesunden Gewebe erfolgen ohne Verlust der Kontinenz oder Radikalität. Kaudale Anteile der analen Sphinkteren müssen auf dem betroffenen Segment mitentfernt werden. Ähnlich wie bei einer Fistelspaltung mindert dies aber nicht die Abschlußfähigkeit. Der Sicherheitsabstand vom Tumor sollte mindestens 2,5 cm betragen. Eine plastische Deckung des Defektes ist meist nicht nötig, kann aber in bestimmten Fällen helfen, die Wundheilung zu verkürzen. Sind größere Partien des Analkanals oder auch schon die analen Sphinkteren von der malignen Veränderung befallen, sollte eine abdominoperineale Rektumexstirpation vorgezogen werden.

Die Exstirpation des Rektums und Analkanals wird bei einem Analkrebs nach der gleichen Technik durchgeführt wie bei einem tiefsitzenden Rektumkarzinom. Da das Analkarzinom 3 Metastasenwege
hat, ist die Prognose dieser radikalen Operation weniger günstig als
beim Mastdarmkrebs. Die mesenterialen und pelvinen Lymphknoten werden bei der Auslösung des Rektums aus dem Becken entfernt. Dagegen hat sich eine prophylaktische Ausräumung der Leistenlymphknoten nicht bewährt. Bei einer perinealen Exzision des
Darmausgangs müssen der gesamte Spinkterapparat mit Teilen der
Beckenbodenmuskulatur, das ischiorektale Fettgewebe und ein großer perianaler Fett- und Hautkragen entnommen werden. Bei der
Frau wird zusätzlich die vaginale Hinterwand mitexzidiert.

Aus ungeklärten Gründen hat dieser radikalchirurgische Eingriff
beim Analkarzinom eine 2- bis 3mal höhere Mortalität als beim
Mastdarmkrebs. Meist sterben die Patienten erst Wochen oder
Monate nach der Operation an einem zunehmenden Kräfteverfall,
ohne daß ein pathologisch-anatomisches Substrat für diesen Verlauf
verantwortlich gemacht werden kann. Nachgewiesene Fernmetastasen, infiltrativer Einbruch in die Nachbarorgane oder ausgedehnte
perianale Fistelung sind deshalb meist eine Kontraindikation zu dieser belastenden Operation. Auch bei reduziertem Allgemeinzustand,
hohen Lebensalter und gleichzeitig fragliche Heilbarkeit neigen wir
heute inzwischen eher dazu, die Radikaloperation abzulehnen. Jau-
chig zerfallende, abschlußzerstörende oder stenosierende Geschwulste werden dann am besten nur durch eine Kolostomie ausgeschal-
tet.

Die höchsten Heilungsziffern werden bei lokalentfernbaren Anal-
karzinomen erzielt. In etwa 80% kann hier der Krebs dauerhaft
beseitigt werden. Nach Radikaloperation eines Karzinoms des
Analkanals schwankt die Überlebensrate zwischen 40–60%. Nur
ausnahmsweise werden 71% berichtet (Boman et al. 1984).

Da Plattenepithelkarzinome, besonders die ausdifferenzierten Neoplasien, strahlensensibel sind, können diese analen Tumoren mit
gutem Erfolg auch durch eine Bestrahlung behandelt werden (Papillon 1982). Möglicherweise könnten durch eine kombinierte präoperative Bestrahlung und anschließende abdominoperineale Exzision
die Behandlungsergebnisse noch gesteigert werden. Der Stellenwert
der Chemotherapie des Analkarzinoms ist bislang noch nicht hinrei-

chend geklärt. Vereinzelt wurden durch eine kombinierte Behandlung durch Bestrahlung und Chemotherapie (5-Fluorouracil und Mitomycin C) gleich gute Ergebnisse, wie mit einer Radikaloperation, beobachtet (Nigro 1984).

Aus den eingangs geschilderten pathologisch-anatomischen Gründen hat das Karzinom des Analkanals eine ungünstige Prognose. Durch eine oft lange Anamnesedauer wird die Chance einer Heilung noch verschlechtert. Unter der irrtümlichen Annahme einer gutartigen Analerkrankung, wie z.B. einer Fissur, eines Ekzems oder Hämorrhoiden, werden nicht selten maligne Läsion des Analkanals lange Zeit verkannt. Eine grundsätzlich histologische Abklärung atypischer oder therapierefraktärer Analbefunde könnte vermutlich häufiger rechtzeitig ein Analkarzinom aufdecken und die Chance einer Sanierung durch eine Radikaloperation oder gar einer lokalen Exzision noch erhöhen.

Die *idiopathische Proktitis* tritt spontan in jedem Lebensalter und bei beiden Geschlechtern auf. Jahrelang leiden die Patienten unter rezidivierenden, blutig-schleimigen Diarrhöen. Diese entzündliche Veränderung befällt entweder nur eine schmale Zone oberhalb des Analkanals (Proktitis sphincterica) oder es besteht eine Entzündung der kolorektalen Schleimhaut, die der Proktocolitis ulcerosa gleicht. Im Gegensatz zur Colitis ulcerosa zeigt die idiopathische Proktitis kaum eine Progredienz der Entzündung.

Eigentümlicherweise können bei dieser Krankheit Durchfallperioden und Obstipationen mit harten Skybala im Wechsel auftreten.

Rektoskopisch erscheint die rote Schleimhaut granuliert und blutet bei der geringsten Berührung mit dem Instrument. Ulzerationen sind jedoch nie zu sehen.

Flache „aphthenartige" Ulzera treten als distale Ausläufer bei einer Enteritis regionalis granulomatosa auf. Eine massive granulomatöse Veränderung der Schleimhaut zeigt diese Ileokolitis aber nur im rechten Kolon und untersten Ileum. Anfänglich kann die Ursache des Schleimhautbefalls nicht entschieden werden. Endoskopische und röntgenologische Kontrollen des weiteren Verlaufs erlauben uns die Diagnose idiopathische Proktitis bzw. Proktokolitis. Sie heilt spontan oder bleibt symptomatisch behandelt in einem erträglichen Gleichgewicht. Wir verordnen kurzfristig sulfasalazin-,5-amino salicylsäure- oder kortisonhaltige Klysmen bzw. Suppositorien, die sich die Patienten abends selbst einführen.

Röntgen- und Radiumbestrahlung von Genitalkarzinomen der Frau oder vom Prostata- und Blasenkarzinom des Mannes können eine schwere Proktitis zur Folge haben. Nach Absetzen der Strahlentherapie kann diese Schleimhautentzündung verschwinden. Bisweilen verharrt sie aber therapieresistent oder tritt nach einem symptomarmen Intervall wieder in Erscheinung. Im Vordergrund steht die Blutung. Sie kann akut zu einem lebensbedrohlichen Blutverlust führen. Meist ist sie jedoch chronisch. Im Rektoskop beobachtet man eine samtartige, leicht blutende Mukosa. Vereinzelt bestehen weißliche Geschwüre mit strahlenförmigen Teleangiektasien der Schleimhaut. Auch Strikturen und Fisteln zur Vagina und Blase können entstehen. Sie galten früher als unheilbar. Ist durch eine ausgiebige Probeexzision im Ulkus oder am Fistelrand ein Krebsrezidiv ausgeschlossen, so führen wir heute eine tiefe bzw. totale Rektumresektion durch. In den meisten Fällen muß eine koloanale Anastomose vorgenommen werden. Dazu ist die Mobilisation der linken Kolonflexur und des absteigenden Dickdarms erforderlich. Zur sicheren Ausheilung der Fistel muß gesundes Kolon locker im kleinen Becken plaziert werden. Manchmal kann die Fistelöffnung an der vaginalen Hinterwand nicht verschlossen werden, da das Gewebe derb und der Geschwürskrater sehr groß ist. In diesem Fall wird die Fistelöffnung der Vagina mit einem großen Omentum-majus-Lappen bedeckt.

Segmentäre Strahlenproktitiden, v.a. mit Stenosebildung, werden durch eine gewöhnliche Kontinenzresektion behandelt. Ein Totalbefall des Mastdarms macht gelegentlich eine Rektumamputation erforderlich. Fälle mit alleiniger Hämmorrhagie können durch eine ableitende, doppelläufige Kolostomie zum Stillstand oder gar zum Ausheilen gebracht werden.

21 Anorektale Inkontinenz

Der Abschluß des Darmendes entsteht durch ein synchrones Zusammenspiel verschiedener anatomischer Strukturen. Sie wurden in Kap. 1 und 2 ausführlich dargestellt. Jedes Abschlußelement ist von Natur aus normalerweise reichlich angelegt und verträgt in eingeschränktem Maß einen Teilverlust. Ein vollständiger Ausfall eines jeden Abschlußelements kann durch die übrigen Partner jedoch nicht ausgeglichen werden. Es resultiert eine Inkontinenz.

Diagnose

Die Diagnose eines kompletten Abschlußverlustes bereitet gewöhnlich keine Schwierigkeiten. Teilinkontinenzen sind dagegen gelegentlich schwer zu objektivieren. Manometrische Untersuchungen können bei der Abklärung eines fraglichen Befundes Hilfe leisten. Die meisten Untersuchungsverfahren sind allerdings sehr aufwendig und für die tägliche Routine nicht geeignet. Wir verwenden seit einigen Jahren die anale Druckmessung mit dem Mikrotipkatheter. Nach unseren Erfahrungen ist dies ein ideales Druckmeßverfahren, das vergleichbare und reproduzierbare Werte liefert. Mit dieser Methode können willkürliche und unwillkürliche Sphinkterkräfte differenziert werden. Vor allem die Frage einer iatrogenen Verletzung der Internus- bzw. Externusmuskulatur kann damit gut bestimmt werden.
Eine einfache Möglichkeit die Abschlußkraft durch eine objektive Angabe festzuhalten, ist die Messung des analen Sphinkteröffnungsdruckes (Klug u. Knoch 1983). Es handelt sich hierbei um eine Methode, die ohne großen operativen Aufwand durchgeführt wird.

Man benötigt einen Blutdruckapparat und einen speziell konstruierten Glaszylinder über den ein Fingerling gestülpt wird. Der Glaszylinder wird in den After eingeführt. Durch Luftinsufflation mit dem Gummiballon des Blutdruckapparates kann der anale Sphinkteröffnungsdruck bestimmt werden. Es handelt sich dabei um eine globale Meßmethode, die sich von der digitalen Untersuchung eines erfahrenen Proktologen nur darin unterscheidet, daß ein objektiv eintragbarer Wert in mm/Hg angegeben, vorliegt. Vor allem aus forensischen Aspekten, die heute ja nicht unerheblich sind, bietet dieses Meßverfahren für die tägliche Praxis sich an. Eine wesentlich einfachere Überprüfung der Kontinenz erzielt man durch Instillation von 0,5 l Flüssigkeit in die Rektumampulle (z. B. physiologische Kochsalzlösung, gefärbt mit Methylenblau). Die Analöffnung wird mit mehreren saugfähigen Kompressen bedeckt. Anschließend läßt man den Patienten kräftig husten und Treppen steigen. Der Verlust der instillierten Flüssigkeit zeigt das Ausmaß der Unfähigkeit, das Anallumen wasserdicht zu verschließen. Auch hierbei handelt es sich lediglich um eine globale Beurteilung der Abschlußkraft, mit der jedoch sehr empfindlich eine Teilinkontinenz festgestellt werden kann.

Entscheidend sind jedoch nach wie vor in erster Linie die anamnestischen Angaben des Patienten und der klinische Untersuchungsbefund (s. Kap. 3 und 4).

Ursachen der Inkontinenz

Anorektale Abschlußstörungen können nach angeborenen oder erworbenen Schäden des Kontinenzorgans auftreten.

Mißbildung

Bei den Mißbildungen von Anus und Rektum sind, mit Ausnahme des seltenen membranösen Verschlusses des Analkanals, verschiedene Teile des Kontinenzorgans nicht angelegt. Die tiefen Analatresien (translevatorisch) haben eine dystope oder fehlende Analöffnung. Sie können mit hinreichend guter Kontinenzprognose operativ korrigiert werden.

Bei den hohen anorektalen Atresien (supralevatorisch) fehlen oft die rezeptive Zone des Analkanals, der anale Schwellkörper und in wechselndem Umfang kontraktile Abschlußelemente. Auch unter Berücksichtigung einer angelegten Levatorschlinge ist hier nach operativer Korrektur in Form eines Kolondurchzugs nur eine Teilkontinenz zu erwarten. Der bis zur perianalen Haut durchgezogene Dickdarm kann die fehlenden analen Abschlußelemente und die Rektumampulle nicht suffizient ersetzen. Durch entsprechende Ernährung und regelmäßige Irrigation können jedoch so operierte Patienten eine geregelte Darmentleerung erzielen. Ein im erwachsenen Alter auftretender störender Mukosaprolaps sollte reseziert werden. Die ständige Schleimabsonderung und die Notwendigkeit eine Vorlage zu tragen, wird aber damit nicht ideal beseitigt.

Lähmung

Angeborene und erworbene Schäden des Nervensystems können Ursache einer Lähmung des Kontinenzorgans sein. Liegt die nervale Störung unterhalb des Thorakalbereichs, beobachtet man eine dissoziierte Lähmung des Abschlusses. Im Vordergrund stehen die Parese der willkürlichen Muskelanteile, also des Externussystems, und die fehlende nervale Steuerung der Darmentleerung. Der innere Schließmuskel bleibt gewöhnlich innerviert. Trotz Ausfalls der äußeren Schließmuskeln ist das Anallumen daher verschlossen. Es besteht eine sogenannte unkoordinierte Kontinenz. Die Patienten müssen ihre Darmentleerung in regelmäßigen Abständen durch Einläufe oder Klistiere auslösen. Operative Korrekturen sind bei dieser Form der Abschlußstörung nutzlos.

Altersinvolution

Im Rahmen der physiologischen Altersinvolution kann eine totale Lähmung des Abschlußsystems auftreten. Ein morphologisches Substrat für die Erschlaffung der Beckenbodenmuskulatur und der Sphinkteren ist nicht bekannt. Eine Behandlung dieser Inkontinenz ist nicht möglich.

Viele Fälle von Rektumprolaps sind ebenfalls mit dieser Störung verbunden. Durch Implantation eines Ivalonschwamms wird zwar der Prolaps beseitigt, die Inkontinenz kann dagegen meist nur gebessert werden. Ein direkter operativer Eingriff an der Beckenbodenmuskulatur oder an den Sphinkteren beseitigt nicht den Abschlußverlust. Postoperative, subjektive Besserungen sind die Folge einer elastischen Einengung des Analkanals.

Whitehead-Anus

Bei der Whitehead-Operation wird der angiomuskuläre Abschlußmechanismus erheblich beeinträchtigt oder sogar zerstört. Neben der Verminderung des Stuhldrangempfindens leiden die Patienten besonders unter dem undichten Afterabschluß und dem ständigen Schleimfluß. Die Möglichkeiten einer operativen Korrektur wurden in Kap. 10 beschrieben.

Verletzung

Eine besondere Stellung haben, vom chirurgischen Standpunkt aus, die Inkontinenzen nach Verletzungen der Sphinkteren oder nach Fistelspaltungen. Diese Abschlußstörungen sind die einzigen, bei denen wir durch eine chirurgische Maßnahme eine volle Wiederherstellung der Abschlußkraft erreichen können.
Frauen sind in unserem Krankengut in dieser Gruppe der Abschlußstörungen am häufigsten vertreten. Meist handelt es sich um eine vollständige Durchtrennung aller Sphinkteren im perinealen Bereich. Der Schließmuskelring des weiblichen Analkanals ist perineal wesentlich schwächer ausgebildet als kokzygeal. Er wird hier leichter verletzt, so z.B. nach einem Dammriß oder durch Spaltung einer perinealen Fistel. Inkontinenzen nach Freilegung einer Analfistel im kokzygialen Bereich sind seltener, da hier der Schließmuskelring kräftiger ausgebildet ist (s. S. 11). Im allgemeinen können ja bis zu ⅘ der Sphinkteren durchtrennt werden, ohne daß eine Einbuße der Abschlußkraft eintritt.

Konservative Behandlung

Die konservative Behandlung der anorektalen Inkontinenz besteht in einer täglichen Ausspülung des Darmes durch eine Ballonsonde, da der inkontinente Sphinkter ein Klysma nicht zurückhalten kann. Neben der regelmäßigen Spülung nach dem Frühstück muß eine Diät eingehalten werden deren Prinzip es ist, möglichst wenig Flüssigkeit zu trinken und Speisen einzunehmen, die eher obstipieren. In manchen Fällen kann durch eine elektrische Stimulation der analen Sphinkteren eine subjektive Besserung des Afterabschlusses eintreten. Eine objektive Erhöhung des Sphinktertonus ist nach unseren Erfahrungen jedoch nur selten zu erzielen.

Operative Behandlung

Erlischt auf einem Analsegment die Schließmuskelfunktion völlig und kann der erhaltene Restsphinkterapparat noch tastbar kontrahiert werden, erreichen wir nur mit der direkten Naht der durchtrennten Sphinkteren eine Beseitigung der entstandenen Inkontinenz. Diese Operationsmethode ist aber nur dann erfolgreich, wenn nicht mehr als ¼ des gesamten Muskelumfangs fehlt und die Kontraktionsfähigkeit der Schließmuskulatur nicht durch jahrzehntelange entzündliche Veränderungen beeinträchtigt ist.

Technik der Sphinkternaht

Über 4 Tage werden die Patienten für diese Operation vorbereitet. Sie erhalten in dieser Zeit ausschließlich flüssige Kost. Der Darm wird mit Abführmitteln und Einläufen gründlich gereinigt. Weibliche Patienten bekommen am Operationstag einen Dauerkatheter.
Die perianale oder perineale Narbe wird bogenförmig umschnitten (Abb. 58a). Die Basis des Lappens soll einige Zentimeter von der Analöffnung entfernt liegen. Anschließend wird das narbige Gewebe freipräpariert. Dabei darf der Analkanal nicht eröffnet werden. Mit Hilfe elektrischer Reizungen werden die durchtrennten Sphinkterschenkel aufgesucht und nach beiden Seiten so dargestellt,

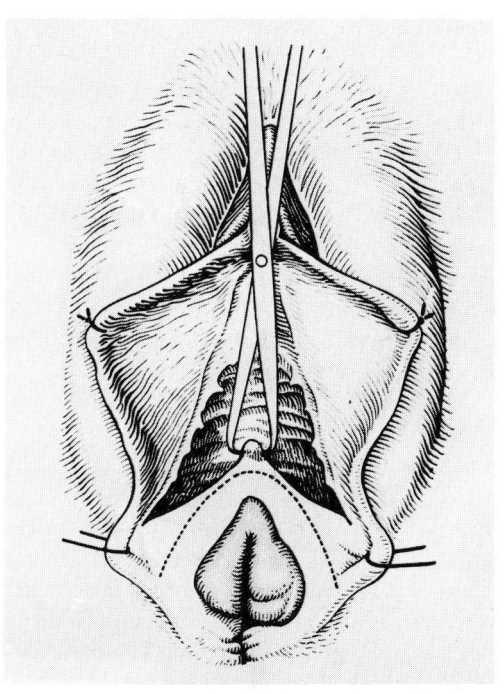

Abb. 58. a Inkontinenz nach Spaltung einer hohen anovaginalen Fistel. Durch einen bogenförmigen Schnitt wird das narbige Perineum eröffnet

daß genügend Muskelgewebe erfaßt werden kann (Abb. 58 b). Zur Wiedervereinigung der Sphinkterpartien benötigt man normalerweise nicht mehr als 3 Nähte (resorbierbares Material, Stärke 1). Eine getrennte Adaptation des internen und externen Sphinktergewebes ist nicht erforderlich. Beide Muskelsysteme sind innig miteinander verflochten und können im narbigen Gewebe nicht isoliert dargestellt werden. Wir sprechen deshalb auch nur von der Naht der Sphinkteren.

Muskel- und Faszienplastiken haben sich nicht bewährt. Diese Operationsverfahren können die vielfältigen Funktionen der miteinander verflochtenen glatten und quergestreiften Muskulatur der Ano-

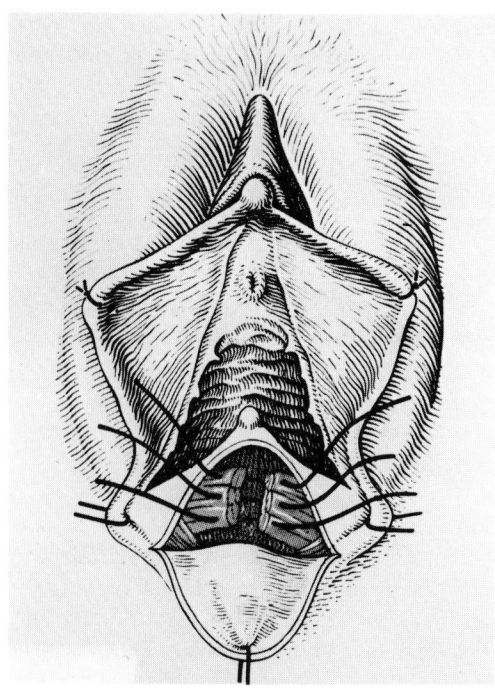

Abb. 58. b Nach Freipräparation der durchtrennten Sphinkterschenkel wird der Schließmuskelring mit 3 Nähten wiedervereinigt

rektalregion nicht übernehmen oder unterstützen. In desolaten Fällen mit völliger Abschlußunfähigkeit kann eine elastische Verengung des anorektalen Übergangs durch eine Raffung der Beckenbodenmuskulatur oder der Sphinkteren in Erwägung gezogen werden, besonders wenn eine Kolostomie aus seelischen Gründen abgelehnt wird.

Aus hygienischen Gründen ist aber eine Kolostomie grundsätzlich einem undichten Afterabschluß vorzuziehen. Mit den heutigen Möglichkeiten kann ein Bauchafter gut versorgt werden. Seine Pflege gestaltet sich leichter als die ständige Reinigung des natürlichen, aber inkontinenten Anus.

Die Entscheidung, ob bei einer anorektalen Inkontinenz ein künstlicher Bauchafter anzulegen ist, kann nur im Gespräch mit dem betroffenen Patienten gefällt werden. Leidet der Patient eindeutig unter der schlechten hygienischen Versorgung des abschlußunfähigen Darmausgangs, so sollten wir ihm die Kolostomie vorschlagen. Natürlich müssen dabei offen Vor- und Nachteile der Kolostomie erläutert werden.

Auch bei Rekonstruktion des durchtrennten Sphinkterapparats hat sich zum sicheren Schutz in bestimmten Fällen eine Kolostomie als vorteilhaft erwiesen. Besonders bei größeren Hautdefekten legen wir vor dem geplanten rekonstruktiven Eingriff zunächst einen Sigmaafter an. Er kann nach einem halben Jahr, wenn die Operationsnarbe wieder weich geworden ist, zurückverlegt werden.

Technik des doppelläufigen Sigmaafters

Durch eine untere paramediane Laparotomie wird die Sigmaschlinge aufgesucht. Der Bauchschnitt muß so groß sein, daß eine Hand bequem in die Bauchhöhle eingeführt werden kann. Bei adipösen Bauchdecken muß gelegentlich der Schnitt linksseitlich um den Nabel verlängert werden. Oft sind bei diesen Patienten die Mesenteria sehr fettreich und kurz, das Mesosigma ist durch erhebliche embryonale Verwachsungen mit der seitlichen Bauchwand verklebt. Nur durch einen ausreichend großen Zugang kann das Sigma so mobilisiert werden, daß es vorgelagert werden kann. Durch einen linksseitigen Transrektalschnitt, 3–4 Querfinger oberhalb der Spina iliaca anterior superior, wird die Sigmaschlinge ausgeleitet. Dazu halten wir den transrektalen Schlitz mit einem langen Spatelhaken offen und ziehen das Sigma mit einem Gummischlauch vor. Anschließend wird die seitliche Bauchfellücke durch eine Schnürnaht verschlossen. Sie verhindert ein Durchschlüpfen von Dünndarmschlingen und vermeidet so einen postoperativen Ileus. Die Schnürnaht erfaßt nur das parietale und mesenteriale Peritoneum. Die Darmwand darf nicht mit einbezogen werden. Die Laparotomiewunde wird in üblicher Weise verschlossen. Die Sigmaschlinge wird mit Hilfe eines Glasstabs vor der Bauchwand fixiert. Nun wird der Darm eröffnet und mit wenigen Knopfnähten an der Haut befestigt. Ist die Anlage einer doppelläufigen Kolostomie für eine län-

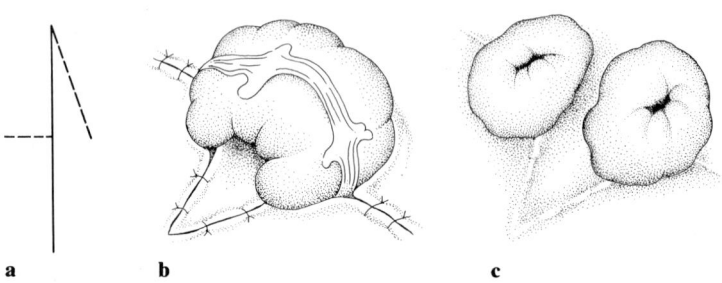

Abb. 59 a–c. Hautlappenplastik zur sicheren Trennung des zu- und abführenden Schenkels einer doppelläufigen Kolostomie. Erläuterung s. Text

gere Zeit oder gar für immer erforderlich, sollten zu- und abführender Darmschenkel durch einen Hautlappen getrennt werden (Abb. 59). Ein V-förmiger Lappen wird aus dem lateralen Wundrand geschnitten, unter der Darmschlinge durchgezogen und an der eingekerbten gegenüberliegenden Seite fixiert. Nach 10 Tagen kann man die mesenteriale Wand des Kolons durchtrennen. Diese Maßnahme verhindert einen Überlauf in die aborale Darmschlinge und zusätzlich auch einen Prolaps der Kolostomie.

22 Ileostomie, Kolostomie

Ein Bauchafter kann entweder passager zur Ruhigstellung distaler Darmabschnitte (Anastomose, Perforation) angelegt werden oder er ist das Ergebnis einer operativen Behandlung, die wegen einer tumorösen oder entzündlichen Darmerkrankung die Entfernung des natürlichen Darmausgangs mit dem Mastdarm oder gar dem gesamten Kolon erforderlich machte (Rektumamputation, Proktokolektomie). In der ersten Zeit wird der Arzt mit versorgungstechnischen Fragen und seelischen Problemen des Stomaträgers konfrontiert. Später können Komplikationen im Bereich der Stomaöffnung auftreten, die behandelt werden müssen.

Stomaversorgung und -pflege

Der unkontrollierte Abgang von Stuhl und Winden durch einen Bauchafter bedeutet eine einschneidende Veränderung im Leben des Patienten. Verbesserungen von industrieller und chirurgischer Seite haben die früher häufig auftretenden Probleme, wie z. B. Hautverätzungen, Geruchsbelästigung usw. erheblich vermindert.
Voraussetzung für eine gute Stomaversorgung ist die korrekte Anlage des Bauchafters. Dies gilt besonders für endgültige Stomata, die üblicherweise im linken bzw. rechten Unterbauch in der Mitte zwischen Spina iliaca anterior superior und dem Nabel plaziert werden. Bei der Stomaanlage muß ein ausreichend großer, faltenarmer Bezirk gewählt werden, der möglichst unter der Gürtellinie liegt. Dies erlaubt die unauffällige, dichte Applikation eines Klebebeutels.

Von der pharmazeutischen Industrie werden heute zahlreiche, unterschiedliche Klebebeutel für ein Stoma angeboten. Die meisten erlauben eine wasserdichte und geruchsfeste Versorgung des Bauchafters. Viele Stomaträger kommen mit den einfachen und billigen Klebebeuteln (Einmalbeutel, Ausstreifbeutel) gut zurecht. Patienten mit einer empfindlichen Haut können durch regelmäßiges Duschen der Stomaumgebung, durch Bürsten und durch Auftragen von Mercurochrom die peristomale Haut abhärten. Sind Hautreizungen, Rhagaden entstanden, empfiehlt es sich, zwischen die entzündete Haut und den Klebebeutel eine hautschonende Klebeplatte zu bringen. Bei Ileostomien werden diese Klebeplatten wegen der ätzenden Wirkung des Dünndarminhalts meist von vornherein verordnet.

Die Pflege einer Ileostomie wird durch die Anlage eines erhabenen Stomas sehr erleichtert. In unserer Klinik werden deshalb grundsätzlich nur noch prominente Ileostomata angelegt. Der Dünndarm muß dazu über eine Strecke von etwa 3 cm skelettiert werden. Nach Verschluß der lateralen Schnürnaht (zwischen parietalem Bauchfell und Mesenterium) und mukokutaner Adaptation wölbt sich das Ileum von selbst nach außen vor (Abb. 60). Die Ileostomieöffnung befindet sich so etwa 1–2 cm oberhalb der Bauchdecken. Eine allseitig abdichtende Versorgung der Ileostomie durch Klebeplatten und Klebebeutel ist gewährleistet.

Die meisten Patienten lernen nach einer gewissen Zeit, durch Ernährungs- und Flüssigkeitszufuhr, die Darmentleerung zu regulieren.

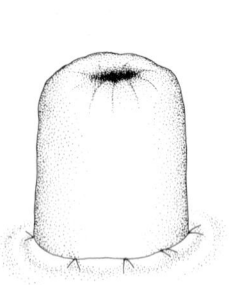 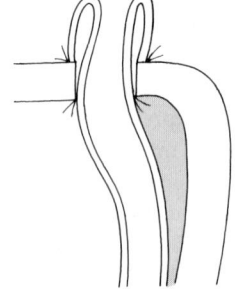

Abb. 60 Ileostoma prominens

Bereits während der stationären Behandlung sollte der Patient einige Grundzüge seiner weiteren Kost mitgeteilt bekommen. Eine Aufstellung von verträglichen Speisen und Säften dient ihm als Leitfaden für die weitere, zukünftige Ernährung, die dennoch eine individuelle Gestaltung erlaubt. Auf diese Weise kann eine 1- bis 2mal tägliche Darmentleerung durch ein Kolostoma erzielt werden. Auch bei einem Ileostomaträger werden im Laufe der Zeit die Darmentleerungen seltener. Sie können jedoch weniger beeinflußt werden.

Für einige Patienten bedeutet die Notwendigkeit, die Darmentleerung in einem Beutel außerhalb am Körper zu tragen, ein erhebliches psychologisches, soziales und sexuelles Problem. Daher wurden zahlreiche Stomaverschlüsse entwickelt, die eine Kontrolle über die Stuhlentleerung ermöglichen sollen. Einige erwiesen sich in der Vergangenheit als unbrauchbar und wurden wieder aufgegeben.

Zwei Verschlußsysteme werden in der Chirurgie seit geraumer Zeit eingesetzt:

1. die kontinente Ileostomie nach Kock (1973),
2. die Sigmoideostomie mit Schließmuskelersatzplastik nach Schmidt (1978).

Bei einer kontinenten Ileostomie wird aus dem vor dem Stoma liegenden Darmschlingen ein Reservoir gebildet, wobei durch Invagination des letzten Darmanteils ein ventilartiger Abschluß erzeugt wird. Die Entleerung dieses Dünndarmreservoires erfolgt mittels eines Katheters, der mehrmals täglich eingeführt werden muß. Die operative Technik der kontinenten Ileostomie ist aufwendig. Postoperative Komplikationen, wie Nahtinsuffizienz, können selbst bei Erfahrenen vorkommen. Außerdem kann diese Ileostomie nur bei Krankheiten (Colitis ulcerosa, Polyposis coli) vorgenommen werden, wo wir heute die Wiederherstellung des Darmweges mit einer Ileoanostomie und vorgeschalteter Dünndarmtasche bevorzugen.

Bei einer Colostomie mit Sphincterersatzplastik wird 1 cm vor der Stomaöffnung um den Darm ein mukosafreier, autologer Muskelzylinder aus Darmmuskulatur genäht. Die etwa 6–8 cm lange Muskelmanschette heilt ein. Die Entleerung des Darmes erfolgt durch Einläufe oder Gabe eines Laxativs.

Da mit einer regelmäßigen Darmspülung ebenfalls Entleerungsintervalle von 24–48 h erzielt werden können, wird von einigen Chirurgen kein Bedarf für eine Schließmuskelersatzplastik gesehen (Winkler 1983). Die Darmspülung ist ein inzwischen gut erprobtes Verfahren. Es ist allerdings nur für Kolostomieträger geeignet. Durch ein weiches Darmrohr, das über einen Schlauch mit einem Irrigator verbunden ist, wird der Dickdarm mit ca. 1 l Wasser gefüllt. Die Spülflüssigkeit und der Stuhl werden über einen Plastikschlauch in die Toilette geleitet. Die für die Irrigation nötigen Gegenstände sind als fertige Sets zu kaufen. Eine Anleitung zu ihrer Handhabung sollte durch den behandelnden Arzt erfolgen. Nach einigen Übungen beherrschen die Patienten das Spülverfahren und können ihren Anus praeter nur mit einer Verschlußkappe bedecken. Allerdings sind nicht alle Patienten in der Lage, diese Spülung durchzuführen, sei es, weil sie eine Abneigung gegen die Spülung haben, zu wenig geschickt sind, oder das nötige Verständnis fehlt.

Komplikationen nach Stomaanlage

Komplikationen im Bereich eines Bauchafters werden heute seltener beobachtet als früher. Verschiedene operationstechnische Verbesserungen konnten sogar einige postoperative Störungen ganz beseitigen. So verhindert die Schnürnaht (S. 163) einen Ileus, da die seitliche Bauchfellücke verschlossen ist. Der Prolaps der doppelläufigen Kolostomie kann durch die Hautlappenplastik (s. S. 164) verhindert werden. Die direkte mukokutane Epithelnaht vermeidet eine Stenose.
Nachfolgend werden die häufigsten Komplikationen im Bereich eines Bauchafters und ihre operativen Behandlungsmöglichkeiten dargestellt.

Stenose

Sowohl im Bereich einer Ileostomie als auch einer Kolostomie können sich nach Wochen, Monaten oder auch nach Jahren narbige Veränderungen ausbilden, die die Stomaöffnung zirkulär einengen.

Die häufigsten Ursachen dafür sind entweder eine ungünstige mukokutane Nahtverbindung oder eine Entzündung im Stomabereich. Eine Stenose wird bei einer Ileostomie häufiger als bei einer Kolostomie beobachtet. Ab einem bestimmten Grad der Verengung wird die Stuhlentleerung beeinträchtigt. Für eine beschränkte Zeit kann die Stuhlentleerung noch durch Einnahme von Laxanzien erleichtert werden. Durch regelmäßiges Bougieren kann das stenosierte Stoma offengehalten werden. Diese Behandlung ist nur dann zu vertreten, wenn aus irgendeinem Grunde die operative Korrektur nicht möglich ist. Die chirurgische Behandlung besteht in einer ringförmigen Exzision der narbig veränderten Haut, einer eventuellen Freipräparation des Darmrohrs von der Bauchdeckenfaszie und einer neuen Epithel-Epithel-Naht. Dieser Eingriff ist wenig belastend und kann in den meisten Fällen ein Rezidiv verhindern.

Prolaps

Sowohl bei einer Ileostomie als auch bei einer Kolostomie können die Darmschleimhaut oder die gesamte Darmwand vor das Hautniveau prolabieren. Der Vorfall ist besonders im Stehen nachweisbar.
Ein geringer Vorfall ist bedeutungslos und kann konservativ behandelt werden. Bei Kolostomieträgern ist nicht selten eine Obstipation für den Vorfall verantwortlich. Durch entsprechende Ernährungsanweisungen kann hier Abhilfe geschaffen werden.
Ein ausgeprägter Vorfall führt jedoch im Laufe der Zeit zu schweren Schäden der Darmwand. Die Durchblutung des prolabierten Darmabschnitts kann passager oder permanent erheblich behindert werden. In diesem Fall ist eine operative Behandlung indiziert. Das Darmrohr muß an der Bauchwand neu befestigt werden. In bestimmten Fällen ist dazu eine Resektion des schlaffen, vorfallenden Dickdarmabschnitts von Vorteil.

Hernie

Besonders bei Kolostomien ist ein gewisser Grad von Bruchbildung normal. Eine operative Behandlung ist hier nicht angebracht. Ausgedehnte Brüche beobachtet man am häufigsten bei falscher Plazierung. Ihre Beseitigung ist problematisch. Am günstigsten ist nach unserer Erfahrung in vielen Fällen eine Neueinpflanzung des Stomas in die Bauchdecke. In Grenzfällen kann ein konservativer Versuch unternommen werden, durch eine breitaufliegende Bandage Beschwerden zu beheben.

Fistel

Fisteln im Stomabereich werden heute selten beobachtet. Meist handelt es sich um Fadenfisteln, die von einem subkutanen oder faszialen Fadengranulom ausgehen. Oberflächliche Fistelgänge können, wie bei einer Analfistel, durch Spaltung und sekundäre Wundheilung behandelt werden. Tiefe, verzweigte Fistelgänge werden dagegen am besten durch eine Neuimplantation des Stomas saniert.

23 Literatur

Boman BM, Moertel CG, O'Connell MJ et al. (1984) Carcinoma of the Anal Canal. Cancer 54: 114

Burkitt DP (1973) Epidemiology of large bowel diseases. Adv. Surg. 8: 257

Courtney H (1950) Anatomy of the pelvic diaphragm and anorectal musculature as related to sphincter preservation in anorectal surgery. Am J Surg 79: 155

Dukes CE (1940) Cancer of the rectum: an analysis of 1000 cases. J Pathol Bacteriol 50: 527

Gabriel WB (1948) Principles and Practise of Rectal Surgery. 4th ed. Lewis, London

Goerttler K (1932) Der konstruktive Bau der menschlichen Darmwand. Gegenbaurs Morphol Jahrb 69: 329

Goligher JC (1975) Surgery of the anus rectum and colon, 3rd ed. Baillière Tindall, London

Hansen H (1976) Die Bedeutung des Musculus canalis ani für die Kontinenz und anorectale Erkrankungen. Langenbecks Arch Chir 341: 23

Hansen H (1977) Neue Aspekte zur Pathogenese und Therapie des Hämorrhoidalleidens. Dtsch Med Wochenschr 35: 1244

Hansen H (1979a) Experimentelle Untersuchungen zur Wirkung sklerosierender Lösung bei der parvasalen Verödungsbehandlung. Langenbecks Arch Chir 348: 201

Hansen H (1979b) Zur funktionellen Morphologie des anorektalen Kontinenzorgans. Habilitationsschrift, Universität Bonn

Hansen H (1983) Die Therapie perianaler Fisteln bei Morbus Crohn. In: HD Roher, G Horeyseck (Hrsg) Entzündliche Dünn- und Dickdarmerkrankungen. Bibliomed, Kassel

Hansen H (1985a) Ersatz der Rektumampulle. Langenbecks Arch Chir 366: 273

Hansen H (1985b) Das akut blutende Mastdarmulkus. Dtsch Med Wochenschr 111: 960

Hattori T, Helpap B, Gedigk P (1983) Development and cell kinetics of colonic tumors induced in mice by dimethylhydrazine. J Cancer Res Clin Oncol 105:148

Hughes ESR, Cuthbertson AM (1977) Anorectal Surgery. Chapmann & Hall, London

Jaeger K, Stelzner F (1980) Colitis ulcerosa und Enteritis granulomatosa. DMW 105: 49

Klug W, Knoch HG (1983) Eine Möglichkeit der Messung des Analsphinkteröffnungsdruckes. Zentralbl Chir 108: 620

Kock NG (1973) Continent ileostomy. Prog Surg 12: 180

Krauspe C, Stelzner F (1962) Pyodermia fistulans sinifica. Chirurg 33: 534

Lord PH (1969) A day case procedure for the cure of third degree haemorrhoids. Br J Surg 56: 747

Miles WE (1926) Cancer of the Rectum. Harrison, London

Milligan ETC, Nauton-Morgan C, Jones LE, Officer R (1937) Surgical anatomy of the anal canal, and the operative treatment of haemorrhoids. Lancet 2: 1119

Morson BC (1974) President's address. The polyp-cancer sequence in the large bowel. Proc R Soc Med 67: 451

Muto T, Bussey HJR, Morson BC (1974) The evolution of cancer of the colon and rectum. Cancer 36: 2251

Nigro ND (1984) An Evaluation of Combined Therapy for Squamous Cell Cancer of the Anal Canal. Dis Colon Rectum 27: 763

Oh C, Kark AE (1972) Anatomy of the external anal sphincter. Br J Surg 9: 717

Papillon J (1982) Rectal and Anal Cancers. Springer, Berlin Heidelberg New York

Parks AG, Porter NH, Hardcastle JD (1966) The syndrome of the descending perineum. Proc Soc Med 59: 477

Parks AG, Nicholls RJ, Belliveau P (1980) Proctocolectomy with ileal reservoir and anal anastomosis. Br J Surg 67: 533

Reifferscheid M, Langer S (1980) Der Mastdarmkrebs. Thieme, Stuttgart New York

Schmidt E (1978) Die chirurgische Behandlung der analen Inkontinenz mittels frühtransplantierter autologer Darmmuskulatur. Chirurg 49: 330

Staubesand J (1972) Mikroskopische und funktionelle Anatomie des Corpus cavernosum recti. Phlebol Proktol 1: 55

Stelzner F (1955) Die Chirurgie des Mastdarmkrebses. Vortr Prakt Chir H. 39 Enke Stuttgart

Stelzner F (1963) Die Hämorrhoiden und andere Krankheiten des Corpus cavernosum recti und des Analkanals. Dtsch Med Wochenschr 88: 689

Stelzner F, Fleischbauer K, Holstein AF (1966) Die Bedeutung des Sphincter internus für die Analkontinenz. Langenbecks Arch Chir 314: 132

Stelzner F, Lierse W (1968) Der angiomuskuläre Dehnverschluß der terminalen Speiseröhre. Langenbecks Arch Chir 321: 35

Stelzner F (1970) Coecalröhrenfistel zur Sicherung von Anastomosen. Chirurg 41: 281

Stelzner F (1981) Die anorectalen Fisteln, 3. Aufl. Springer, Berlin Heidelberg New York

Stelzner F, Hansen H (1984) Begründung und Ergebnisse der knappen Rektumresektion beim Karzinom. Langenbecks Arch Chir 363: 17

Utsonomiya J. Iwama T, Imajo M, Matsuo S, Sawai S, Jaegaski K, Hisayama R (1980) Total colectomy, mucosal proctectomy and ileoanal anastomosis. Dis Colon Rectum 23: 459

Welch EC (1964) Polypoid Lesions of the gastrointestinal tract. Saunders, Philadelphia London

Westhues H (1930) Über die Entstehung und Vermeidung des lokalen Rectumcarcinoms-Rezidivs. Langenbecks Arch Chir 161: 582

Whitehead W (1887) Three hundred consecutive cases of haemorrhoids cured by excision. Br Med J 449

Winkler R (1983) Stomatherapie. Thieme, Stuttgart

24 Sachverzeichnis

Kliniktaschenbücher

Ärztliche Gesprächsführung

Herausgeber: C. Reimer
198˘. 3 Abbildungen. VIII, 87 Seiten. Broschiert DM 19,80.
ISBN 3-540-15392-6

M. Eisner

Abdominalerkrankungen

Diagnose und Therapie für die Praxis
1975. 35 Abbildungen, 45 Tabellen. XIV, 229 Seiten. Broschiert DM 28,-.
ISBN 3-540-07378-7

Endoskopie und Biopsie in der Gastroenterologie

Technik und Indikation
Herausgeber: P. Frühmorgen, M. Classen
Geleitwort von L. Demling
2., überarbeitete und erweiterte Auflage. 1979. 108 Abbildungen, 23 Tabellen.
XIV, 251 Seiten. Broschiert DM 38,-. ISBN 09078-9

U. R. Fölsch, U. Junge

Medikamentöse Therapie in der Gastroenterologie

Unter Mitarbeit von E. Fölsch, B. Kohlschütter
1982. XX, 287 Seiten. Broschiert DM 38,-. ISBN 3-540-11389-4

G. Friese, A. Völcker

Leitfaden für den klinischen Assistenten

4., neubearbeitete Auflage. 1986. 28 Abbildungen. IX, 182 Seiten.
Broschiert DM 35,-. ISBN 3-540-16152-X

Springer-Verlag
Berlin Heidelberg New York London Paris Tokyo

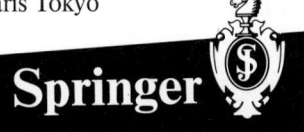

Kliniktaschenbücher

W. E. Hansen

Gastrointestinale Symptome

Pathophysiologie – Klinik – Diagnostik
1984. 33 Abbildungen, 12 Tabellen. XII, 189 Seiten. Broschiert DM 37,–
ISBN 3-540-13102-7

H. Kaess, O. Kuntzen, M. Liersch

Gastroenterologische Labordiagnostik

Mit einem Beitrag von H. Lieske
1985. 48 Abbildungen, 18 Tabellen. XXI, 378 Seiten. DM 28,–.
ISBN 3-540-10527-1

A. Lange

Anamnese und klinische Untersuchung

2. Auflage. 1985. 82 Abbildungen, 7 Tabellen. 240 Seiten. Broschiert DM 28,–.
ISBN 3-540-139672
(Originalausgabe erschienen im VEB Verlag Volk und Gesundheit, Berlin 1982)

H. Marx

Differentialdiagnostische Leitprogramme in der Inneren Medizin

Procedere
Unter Mitarbeit von F. Anschütz, H. Bethge, W. Firnhaber, H. Frederking,
D. Höffler, T. Pfleiderer, K. Walter
3., völlig überarbeitete Auflage. 1984. X, 261 Seiten. Broschiert DM 35,–.
ISBN 3-540-13088-8

M. Schweiger

Funktionelle Analspinkteruntersuchungen

1982. 29 Abbildungen. X, 60 Seiten. Broschiert DM 34,–. ISBN 3-540-11540-4

Springer-Verlag
Berlin Heidelberg New York London Paris Tokyo

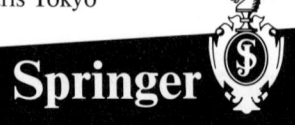